U0145027

Evaluation and feedback of general medical simulation training

一般醫學模擬訓練之評量與回饋

作者——
王明淑、林君璐、林承叡、林慶忠
郭秋萍、陳培豪、黃增裕(按姓名筆畫排序)

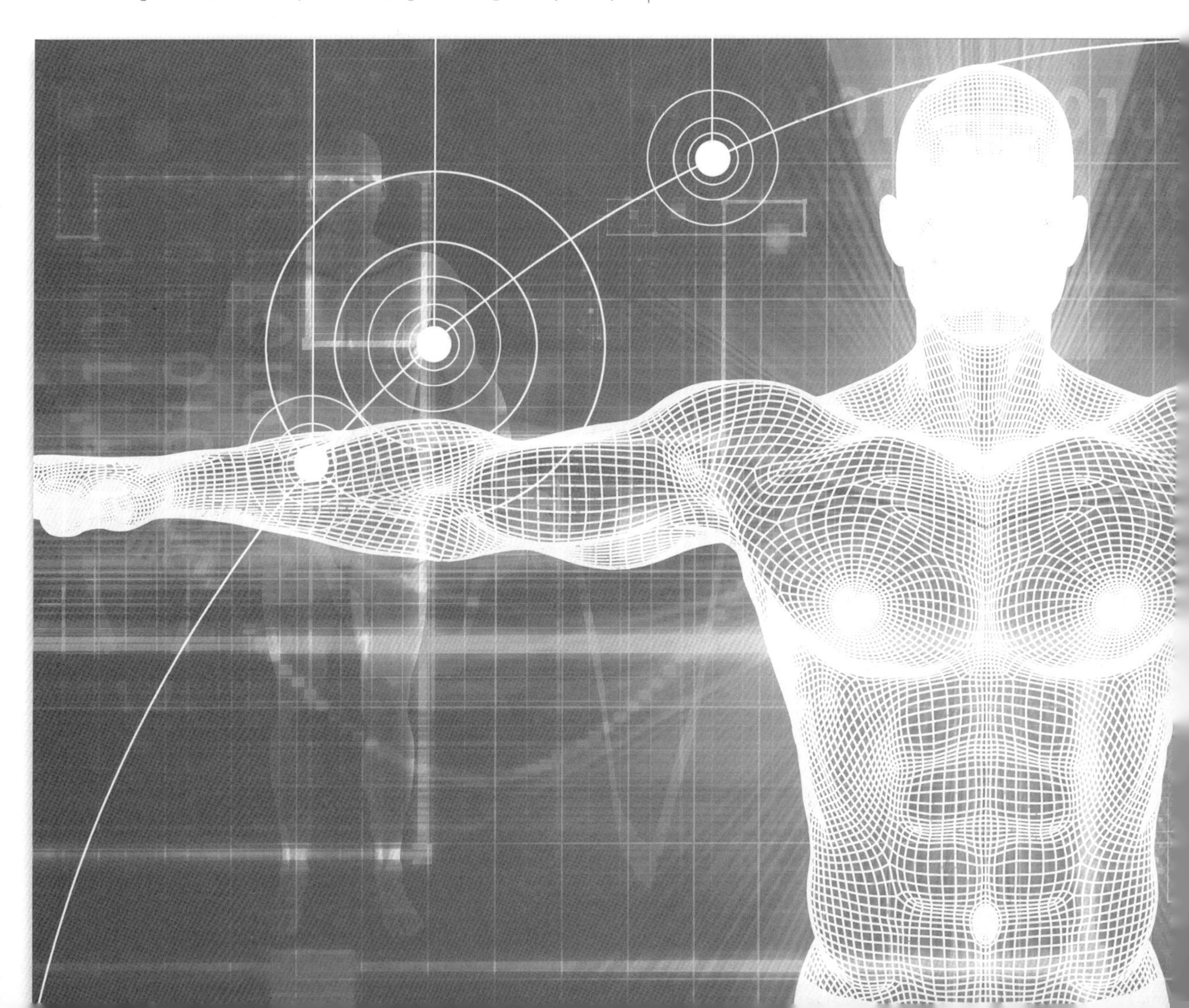

作者簡介 （依姓名筆畫排序）

1 王明淑 護理師

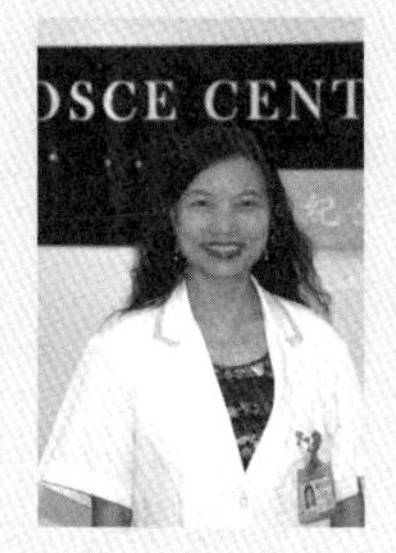

馬偕醫院臨床技能中心技術主任
馬偕醫院基本急救指導員
標準化病人訓練師暨講師
台灣標準化病人協會理事
台灣標準化病人協會教育委員會執行祕書

2 林君璐 醫師

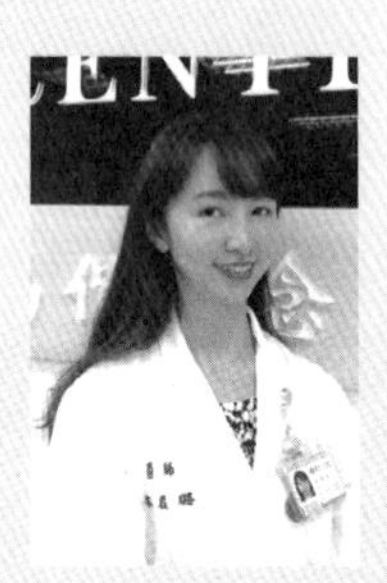

馬偕醫院內分泌暨新陳代謝科資深主治醫師
馬偕醫院醫學教育部教學型主治醫師
馬偕醫學院醫學系專任講師

3 林承叡 醫師

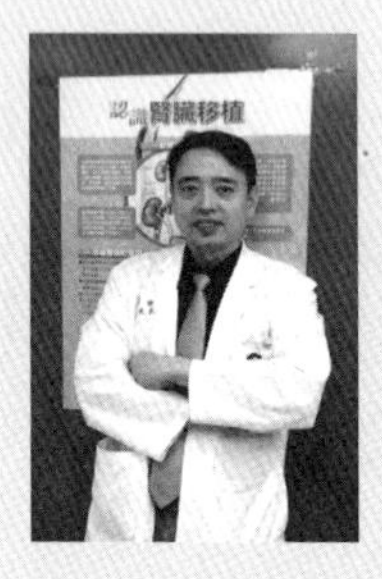

馬偕醫院血液透析室主任
馬偕醫院腎臟內科資深主治醫師
馬偕醫學院醫學系兼任副教授
馬偕護理專科學校專任副教授

4 林慶忠 醫師

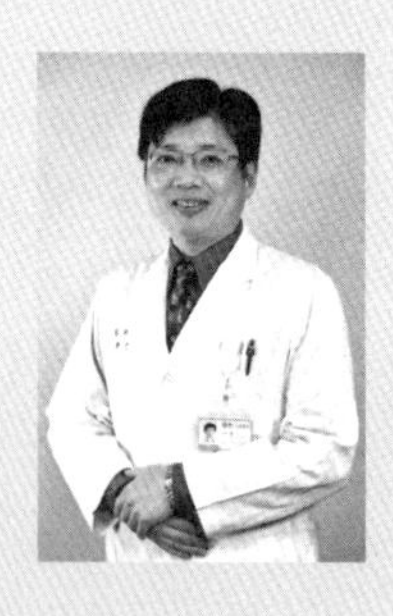

馬偕醫院胃腸肝膽內科資深主治醫師
馬偕醫院臨床技能中心主任
馬偕醫院醫學教育部副主任
馬偕醫學院醫學系專任助理教授

5 郭秋萍 醫師

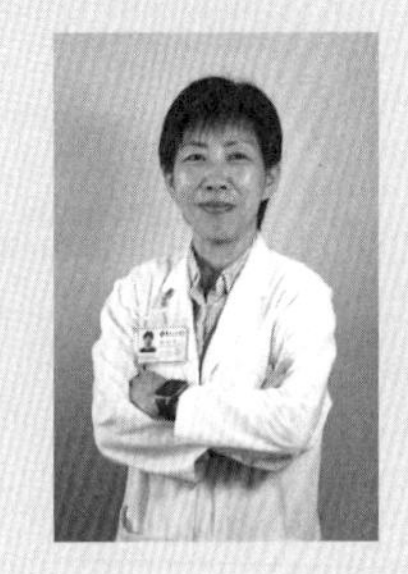

馬偕醫院胸腔內科資深主治醫師
馬偕醫院醫學教育部教學型主治醫師
馬偕醫院臨床技能中心考官訓練組組長
馬偕醫學院醫學系臨床助理教授

6 陳培豪 醫師

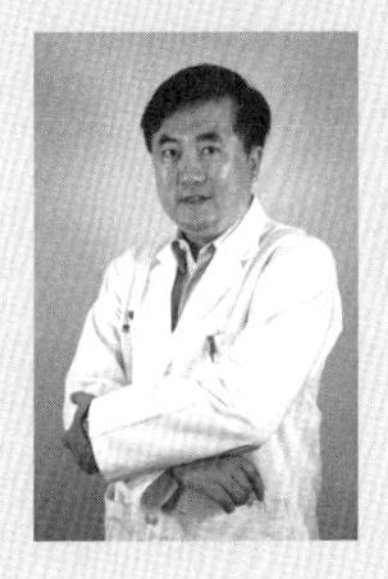

馬偕醫院神經科資深主治醫師
馬偕醫院神經科病房主任
馬偕醫學院醫學系臨床助理教授

7 黃增裕 醫師

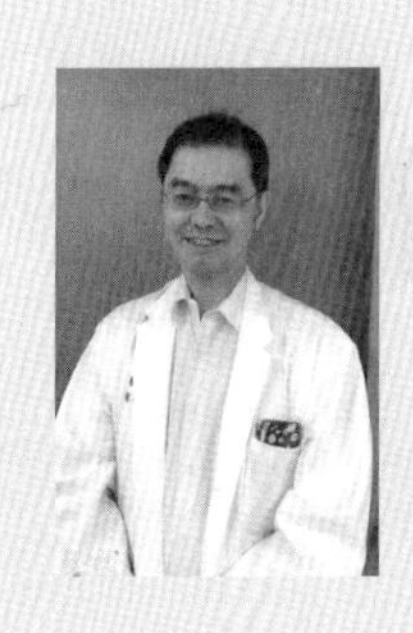

馬偕醫院一般內科及感染科資深主治醫師
馬偕醫學院醫學系臨床助理教授

出版序

馬偕紀念醫院從1872年馬偕博士在淡水設立「偕醫館」開始，迄今已有137年歷史。醫院的使命是醫療傳道、關懷弱勢與病人，我們深知教育與事工傳承的重要性，所以不僅把成為醫事與健康照護各職系訓練之標竿體系納入願景之一，並且繼1968年成立馬偕護校（後改制為醫護管理專科學校）後，也花了極多時間與功夫，才終於獲准在2009年設立馬偕醫學院開始招生，努力奠定了承擔醫院使命，可望後繼有人的基石。

目前的醫療環境十分艱困，不僅臨床重要的核心內、外、婦、兒等四大專科，長期來招募不易的現象尚未完全舒緩，醫療院所出現血汗過勞的現象，也時有所聞。諸多問題，部分固然需要主管當局大力協助才能解決，我們從事醫療教育工作者，也責無旁貸，必須多方面著手，除了提供給後起之秀必要的知識與技術的培育外，也要與他們交心，使選擇醫療為志業的年輕人，所懷抱濟世助人的熱忱，不致於因為外界因素的干擾而減損。在這之中，醫學院畢業後一般醫學（PGY）的訓練尤其重要，除了病人的照護能力之外，專業素養與醫學人文素養，最最需要強化。

以六大核心能力為基礎的一般醫學模擬訓練，是針對本院PGY學員在臨床工作時必須具備的基本能力，也是PGY教師需要教導學生的重點。本院醫教部在這方面投注了多年的心力來發展，經過了不斷的檢討與修正之後，將歷年來的執行成效與教學內容編輯成書，可以做為未來PGY學員與教師的主要參考資料。

這是一本探討如何建構一般醫學模擬訓練與評量的專書，其中見證了本院成立臨床技能中心的過程與努力，如何學習發展擬真醫學並落實OSCE的執行。本院除了配合衛生福利部參與一般醫學臨床教師培育計畫之外，並積極著手一般醫學訓練學員之臨床能力的檢測。爲了能夠了解PGY學員的六大核心能力的學習成效，醫教部教師培育團隊，嘗試運用了課程開發六步法來完成整體的規劃。課程內容以臨床上PGY學員可能遇到且容易出錯的情境來著手，包含中風黃金3小時、愛滋病的隱私問題、洗腎病人的醫病共享決策、運用醫學實證與病患溝通以及安寧療護等等；我們也運用了OSCE測驗與ACGME六大核心能力的評分表單，由此來分析每位PGY學員的學習成效，並由考官與標準化病人給予立即的回饋與指導。

雖然馬偕醫學院是臺灣最晚成立的醫學院，但在醫學教育這個領域，馬偕醫院與馬偕醫學院一直共同努力，秉持不落人後、積極進取的精神向前開展邁進，已爲臺灣醫學教育增添了一股新的力量，盼望大家繼續給予支持與鼓勵。

馬偕醫院院長

2018年6月 2日

推荐序一

熱情與堅持的醫學教育

恭喜馬偕醫院在歷經11年的醫學教育改革洗禮下，終於出版了臨床技能測驗暨模擬訓練的專書，這是馬偕人由臨床技能測驗到模擬訓練與評量系統的重要發展里程碑。亦是馬偕人從零到卓越的努力成果，對於臨床教師教學的精進及醫學生核心能力的學習，都具有啓發性的幫助。

本專書記錄了馬偕醫院臨床技能訓練及一般醫學內科示範中心，教學團隊群策群力令人敬佩的發展史。亦以課程開發六大步驟來闡述如何架構及改善一般醫學模擬訓練課程，將長期用於ACGME六大核心能力的多元客觀評量方式，藉由檢討機制來確認目前執行訓練上遭遇之問題及學員需求，擬定教學目標及策略，並運用各種教學資源來執行計畫及課程管理，最後將評估分析之結果及回饋意見提供給參與人員，這是以實踐研究精神達成優質教育與精進課程的最好方式。本書詳細描述了馬偕醫院一般醫學內科訓練的內容及方式，綜觀其訓練模式非常重視團隊合作的培養，並規劃了完整醫師應具備的六大核心能力訓練方案，其評量及回饋方式亦非常完整確實，是培養全人醫療照護良好的訓練中心，未來更期待能以此寶貴的建置經驗，於淡水院區發展更具特色的專科教學病房，成爲國內醫學教育的先鋒。

本專書提供了五個經典教學教案，規劃了詳細的教學目標、重點、問題討論及教材內容，教案設計與臨床實境極爲契合，完整的劇本提供了標準化病人完美演出的依循，考官之評量及評分表制訂皆經過多次信效度檢核，能確實評量學員於六大核心能力各個面向的表現，是值得未來建置新OSCE考題的範本。

本專書也記錄著能精湛演出的標準化病人訓練過程，以及標準化病人演出的心路歷程，他們爲提升醫學教育品質而投入教育的行列，酸甜苦辣點滴在心頭，令人感動，看到標準化病人志工們展現的表演藝術，著實讓學員們充滿敬佩、感激與永難忘的學習經驗，有這群充滿熱血與令人尊敬的標準化病人老師們，將是我們持續努力培育好醫生的原動力。

身爲長期投身醫學教育的工作者，深知醫學教育者必須要有莫忘初衷的熱情與堅持不斷進步的信念，以及領導者的堅持與支持，藉由不斷鼓勵同仁參與醫學教育，將教學成爲醫院的文化，並以馬偕精神追求卓越，相信馬偕醫院必能成爲醫學教育之標竿。

方基存 教授
長庚大學醫學院及TMAC委員

推荐序二

以用心成就學生的臨床能力

馬偕醫院是一所百餘年醫療機構，由傳教士馬偕博士設立，向來於醫療服務中培育以具有耶穌基督愛人如己、關懷弱勢精神，提供臺灣民眾全人醫治之醫療人員。馬偕醫院長年接受來自全國各大醫學院之年輕學生，在2009年馬偕醫學院設立後，更完整實踐了醫療、傳道與教育之核心使命。

在醫學生科與數位科技突飛猛進之世代，連帶地學生之學習型態與醫療執業模式也大有改變，在醫學教育歷經二次變革後的十餘年間，臺灣的醫學教育也已經與世界接軌，更注重成果導向的教育規劃，強調實作訓練。馬偕醫學教育團隊特別藉本書記錄了在此教育歷程之進展，展現如何以模擬訓練及臨床技能測驗（OSCE），來落實一般醫學理念。

馬偕醫院以課程建立之六步驟（Kern DE, et al.），規劃一般醫學臨床訓練之架構與臨床技能評量系統， 文中整理PGY一般醫學訓練計畫，提供寶貴資料供各界參考。對PGY受訓期間所施行的OSCE測驗主題，分別爲下列案例：腦中風、癌末照護、向病人解釋EBM發現、發燒及血液透析，涵蓋了ACGME六大核心能力。本書提供了上述OSCE教案詳細內容，並附上給教師使用的輔助教材，另有啓發性問題及選擇題，爲經驗式學習的教育示範。評量與回饋向來引導著教與學的方向，適當地施行，能有效提升學生學習成效，然而此種表現型評量牽涉眾多干擾因素，數個品質掌握指標在此有所討論。最後，王明淑技術主任整理出自標準化病人的心聲，原來在「一再重複的演出」背後竟有著如此澎湃的心情，文中記錄著標準化病人參與教育醫療人員的熱忱，尤令人感動。

馬偕醫院團隊合力記錄了一般醫學臨床技能教育的施行軌跡，值得喝采。

蔡淳娟 教授

高雄醫學大學教務長

2018年4月15日

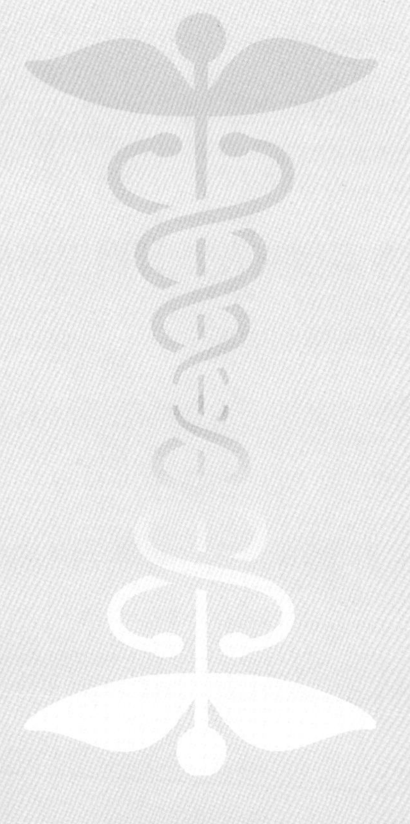

目 錄｜Contents

PART 1

一般醫學模擬訓練的基本概念

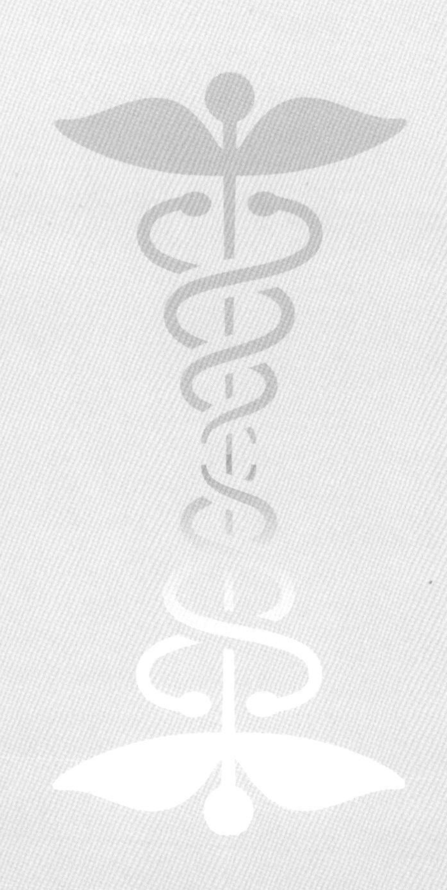

Chapter 1

如何建構一般醫學模擬訓練的架構與評量系統

馬偕醫院醫學教育部副主任：林慶忠醫師

1-1 回顧馬偕紀念醫院技能訓練與 OSCE 發展的源起與進展

馬偕紀念醫院發展臨床技能測驗（OSCE）是從 2007 年開始的，對於在臺灣的醫學院校或醫學中心來說算是起步較晚的，所以極需要向其他的醫學院校學習。當時的黃俊雄院長、楊育正副院長、醫教部梁德城主任與師培中心彭明仁主任邀請了高雄醫學大學賴春生院長演講有關 OSCE 的規劃、評估與執行，長庚醫教會簡竹君主任介紹了長庚 OSCE 的經驗，臺大蔡詩力醫師則教導我們如何訓練標準化病人，這堂研討會開啓了馬偕 OSCE 的發展序幕。後來臨床技能中心許希賢主任邀請我加入馬偕OSCE 的籌劃，以及當時的施壽全副院長指派我負責 OSCE 的推展，於是我報名參加中山醫學大學臨床技能與醫學教育研討會，途中在高速公路上還碰到了雷暴雨，完全看不到路，這場景令我印象非常深刻，當時的臺灣高鐵才剛要開始營運。那次南下主要是去參觀中山醫學大學的醫學生之 OSCE 測驗實況，其由當時的中山教師成長中心楊仁宏主任所主持，頗獲大家的好評。另外，還有高醫劉克明教授講解臨床技能的基本理念與評量，陽明陳震寰教授介紹陽明大學的課程改革，而當時的馬偕醫學院還在規劃當中，兩年之後才開始正式招生。

馬偕紀念醫院當時雖沒有醫學生，不過馬偕醫院裡面已經長期擁有各個學校前來實習的醫學生，當時各醫學院校及醫學中心如火如荼的發展OSCE，我們也在還沒成立 OSCE 考場之前，利用了淡水馬偕院區門診診間，在星期六的下午執行了第一次的實習醫師OSCE考試（參見圖 1）。隔年，在技能中心許希賢主任、擬眞訓練頗有成就的徐永偉醫師與標準化病人招募有成的王明淑護理師的共同努力之下，成立了馬偕臨床技能訓練中心（參見圖 2）。當時大家除了去向蔡淳娟醫師學習 OSCE 的實務訓練之外，也邀請了三總許耀東主任來院教導標準化病人的招募與訓練，這些努力都爲馬偕醫院的擬眞訓練與 OSCE 創造了新的契機並成爲各職系教學訓練的平台。

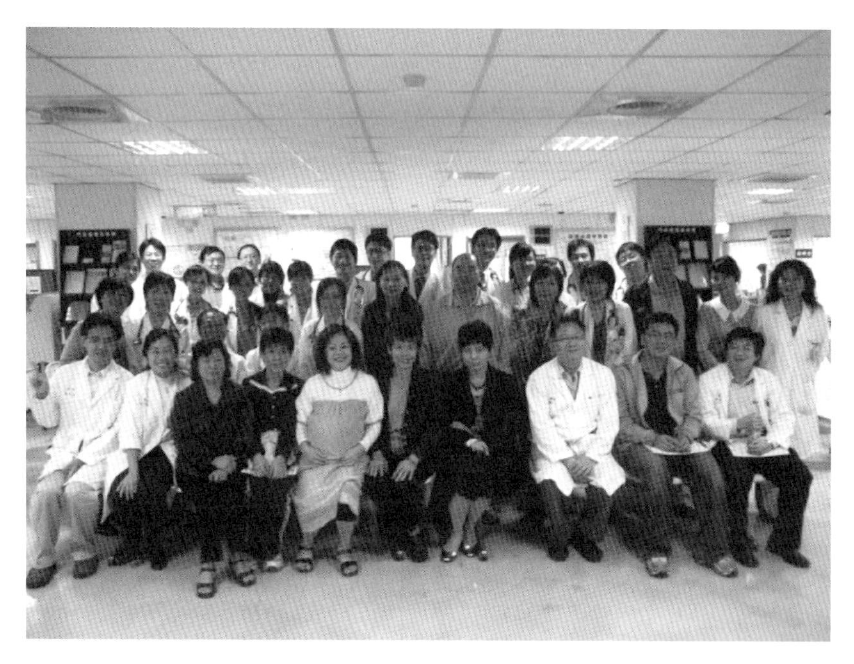

圖 1　2007 年淡水馬偕恩典樓門診區，實習醫師 OSCE 考試工作人員。

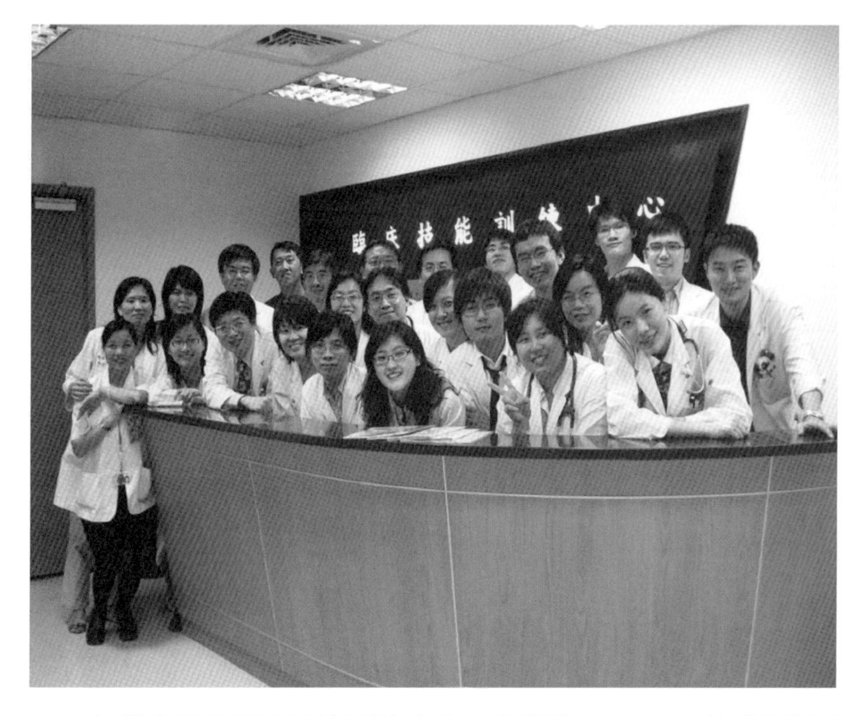

圖 2　2008 年淡水馬偕臨床技能訓練中心，實習醫師 OSCE 考試與學員合照。

1-2　馬偕紀念醫院一般醫學（PGY）的教學評量之初期發展

衛生福利部從 2010 年開始，補助教學醫院建立與推動臨床技能評估模式，並將通過臨床技能測驗（OSCE）納入醫師考試第二階段之應考資格，以測驗醫學生之臨床實作能力。爲了讓技能中心對於實習醫生 OSCE 國考的作業可以更加流暢與熟練，到 2012 年之前，我們對 PGY學員所做的 OSCE 測驗，都是以醫學教育學會的規範來命題，雖然 PGY 醫師的題目深度會比實習醫生略爲增加，但是其測驗成績只能知道每一站的學員成績和總成績，但無法獲知 PGY 學員到底有沒有學到 ACGME 六大核心能力（參見表1 & 表2）。

畢業後之臨床教育，以前係採取直接實施專科醫師訓練及細專科醫師訓練方式；現在則改成推展全人照護之醫師訓練制度，因爲一般醫學訓練教學之師資嚴重匱乏，並且缺乏合宜之臨床教學環境，馬偕醫院於2008年起獲得衛生署「一般醫學內科示範中心計畫」之補助，由醫教部陳漢湘主任擔任計畫主持人，林榮祿醫師擔任一般醫學內科訓練示範病房主任，並於同年12月經成效評估訪視爲合格，在一般醫學內科訓練方面獲得肯定。我們利用一般醫學示範病房來提供合宜之臨床教學環境，並藉由完善的訓練制度、教學師資、教學環境，來拓展一般醫學的概念與知識，培養院內院外受訓教師具備ACGME之六大核心能力。之後，這些師資就成爲具備一般醫學師資認證資格之指導教師。如何將六大核心能力落實於一般醫學教育，並作爲計畫執行上所需改善與修正之參考，這些都需要明確的教學目標與目的以及訓練後的評量與考核來呈現。

表1　2012年12月PGY醫師OSCE藍圖

工作科別	病史詢問	醫病溝通與衛教	身體檢查	病情解釋及臨床處理	單項技能操作	合計
胸腔科	咳血				氣管插管	2
心臟科				胸痛	心律不整	2
胃腸科	噁心嘔吐	解釋ERCP				2
腎臟科		熱急症	寡尿			2
內分泌科				心悸		1
血液科	貧血					1
神經內科			神經學檢查			1
感染科	發燒					1
總和	4	2	2	2	2	12

表2　2012年12月PGY OSCE試題分析

站次	子題	平均分數(%)	標準差(%)	最低分(%)	最高分(%)	全距(%)	及格人數	不及格人數	及格率a.(%)	困難度b.(P)
第1站	咳血	61	5.9	52	73	5.5	5	13	28%	難
第2站	噁心嘔吐	71	8.5	54	85	7.5	12	6	67%	適中
第3站	發燒	64	8.8	46	77	8.0	13	5	72%	易
第4站	胸痛	81	8.9	61	100	11.0	18	0	100%	極易
第5站	心悸	58	11.9	37	87	15.0	7	11	39%	難
第6站	氣管插管	77	15.4	30	95	14.5	15	3	83%	易
第7站	解釋ERCP	65	13.0	46	88	10.0	12	6	67%	適中
第8站	心律不整	86	6.1	73	93	6.0	18	0	100%	極易
第9站	寡尿	61	8.4	47	80	10.0	12	6	67%	適中
第10站	熱急症	88	5.7	82	100	4.0	18	0	100%	極易
第11站	神經學檢查	76	7.8	61	93	7.0	18	0	100%	極易
第12站	貧血	67	6.5	57	77	6.0	16	2	89%	易

a. 及格率(%)=及格人數÷全部人數×100%

b. 困難度(P)=及格率　P＜0.25：極難；0.25≦P＜0.4：難；0.4≦P＜0.7：適中；0.7≦P＜0.9：易；P≧0.9：極易

1-3　如何規劃一般醫學內科模擬訓練的架構與評量系統

2003年臺灣發生SARS疫情，我國的醫療及醫學教育體系曝露出許多缺失，在SARS疫情趨穩之後，衛福部提出「畢業後一般醫學訓練計畫」，想藉此逐步導正國內過度且過早專科化的住院醫師訓練制度，首先要解決的問題就是一般醫學訓練師資的培育。醫學中心的一般醫學示範病房主要任務就是用來培育一般醫學臨床教師。經過了多年的努力，臺北三軍總醫院在 2011 年發表了不錯的成果，例如教師們在 40 小時的基礎訓練課程之後，可以學到最常運用的床邊教學迴診技巧、mini-CEX 評估技巧以及改善教師們對於病人照護、醫學知識、人際關係和溝通技巧、專業素養、制定下之臨床工作、從工作中學習與成長之教學評量能力。教師們也可以運用模擬情境、翻轉教學與實作工作坊的方式來促進罕見、急重或與核心能力相關之臨床案例的教學，以及運用標準化病人配合臨床情境來做溝通技巧的教學練習，或用高擬眞模具來做侵襲性技術的訓練。目前 PGY 醫師與住院醫師在教學醫院內的身分，兼具醫療照護者與學習者兩種角色。衛福部爲了改善他們的勞動條件，以避免基層醫師過勞來維護病患的安全，調降每週工時到 80 小時，內含教學訓練活動。因此，住院醫師與 PGY 醫師的工作與學習將需要有更多的彈性來安排，另一方面由於工作時數縮短，交接班的次數便會增加，這種心態的轉變也有可能會增加病人潛在的風險。如果可以建構以學員爲中心和以病人爲中心的持續性整合式教學，配合複合式課程將可以提高學員的訓練成效與滿意度。

有關臨床能力的評量，英國醫學教育大師 Harden 等人，從 1975 年就已經開始使用 OSCE 來評量醫學生的臨床技能，跳脫以傳統筆試來評量醫學生能力的缺點。在臺灣，高雄醫學大學在 2006 年就已經將擬眞情境、模具、標準化病人和 OSCE 列爲適合評量醫學生臨床技能的重要方式。各個醫學中心，經過了高品質臨床技術測驗指引與相互交流共識之後，也都成立了 OSCE 中心來承辦醫學生的臨床技能測驗，並得到良好的成效。但是在 PGY 的 ACGME 六大核心能力，要如何客觀的來做評量，目前各臨床科部還沒有一致的共識。臺北榮總在 2011 年已經運用 OSCE 來嘗試使用結構化的評分項目來評量 PGY1 住院醫師的 ACGME 六大核心能力。馬偕醫院也嘗試運用臨床技能測驗 OSCE 來做爲 PGY 醫師臨床技能的考核，利用健康矩陣以及醫療品質討論會中的重要案例來建立模擬情境，然後用 ACGME 的核心能力來做評分表單，由此來評量 PGY 學員 ACGME核心能力的學習成效與個體差異情況，PGY 醫師們可以比較自己與同儕之間的差異，並作爲改進教與學的參考。在這裡我們想利用課程開發的六步法，來介紹馬偕一般醫學內科模擬訓練的評量系統開發過程，並作爲PGY醫師臨床教學評量運用之參考。

課程開發的六步法

第一階段：問題之確認與一般需求之評量

A. 問題之確認

1. 如何客觀的評量一般醫學訓練學員所學到的 ACGME 六大核心能力是很重要的。
2. 要客觀的評量一般醫學訓練學員，受過一般醫學師資訓練的主治醫師可以擔任評量老師，跨職系的專業人員也可以參與評量，標準化病人可以代替眞實的病人回饋學員的醫病關係與態度。
3. 讓一般醫學訓練學員參與包含評量核心能力與回饋的工作坊，將可以增強學員對教與學的重視、反思能力的提升、跨領域的合作、學員重視學習成效的評量結果，並作爲教學行政單位改善未來教學的參考。

B. 現行的處理方式

1. 目前大家是採用 Mini-CEX、360 度多面向評核或一般臨床技能 OSCE的評量方式，這些模式各有優缺點，主觀評定的成分較高，無法得知每個人 ACGME 六大核心能力學習的成果如何？

2. 馬偕醫院從 2008 年~2012 年執行 PGY 學員 OSCE 測驗，考題藍圖大約有 10~12 站，以次專科工作及一般看診能力為測驗內容，包含病史詢問、身體檢查、醫病溝通與衛教、病情解釋及臨床處理與單項技能操作為主。

C. 理想的處理方式

1. 我們應該要發展能夠評量 ACGME 六大核心能力相對應的擬眞教案，用來訓練與考核一般醫學訓練學員。
2. 2013年開始，馬偕醫院成立 PGY 核心能力測驗命題改革小組，發展考題藍圖以六大核心能力為評量的重點，成績結果的雷達圖將可以展現個人的特點，也可以提升考生對學習成績的重視。

第二階段：指定學習者的需求之評量

A. 指定學習者

1. 確認 PGY 醫師的理想特質（例如強化六大核心能力）與目前所看到的實際特質之間存在多少的差異性。
2. PGY 醫師學習六大核心能力的理想環境特質（例如一般醫學示範病房）與目前的實際狀況存在多少的差異性。

B. 需求之評量

1. 根據之前 PGY OSCE 的學員及考官的問卷調查資料顯示，PGY OSCE的測驗時間太長、考的站數太多，缺乏六大核心能力的評分項目，以及學員即時回饋的時間不夠多，這些都是值得改善的要點。
2. 我們也根據焦點訪談的方式，請益多位的考官與臨床教師，大家均認爲很多的臨床案例，例如醫療品質討論會使用健康照護矩陣的病例、臨床倫理法律的案例、安寧緩和醫療討論會的病例以及醫病溝通討論會的案例，都是每位學員值得學習的教材。

第三階段：目標與目的

A. PGY 醫師模擬訓練的教學目標

利用PGY醫師在臨床上可能會遇到的各種情境，運用擬眞的方式讓他們來實際面對與體驗，考官可以從學員處理案例的過程當中來評核學員所具有的ACGME六大核心能力，並給予立即回饋與輔導。

B. PGY 醫師模擬訓練的教學目的

每一位 PGY 醫師輪訓到內科的第二個月時，將會做一次小規模的 ACGME OSCE 模擬訓練，並用 ACGME 查核表來進行觀察與評量，考官與SP在考後會給予學員立即的回饋。

第四階段：教育策略

A. 教育方法：呈現課程內容的方式

我們想要利用週六下午主治醫師沒有臨床服務的時段，來給予 PGY 醫師回饋式的 ACGME 核心能力評量，來看看 PGY 醫師學習的過程當中每個人的學習成效以及系統教學需要補強的部分。教案的內容都是根據PGY 醫師臨床會遇到的案例來擬眞撰寫，運用標準化病人及模具的搭配來進行模擬訓練。教材案例的內容含量根據訓練時間調整，內容深淺適宜PGY 醫師，每一個教案都能呈現課程大綱來幫助學員學習。

B. 課程內容：課程所包含之特定教材（參見表3）

1. 我們在「醫療品質」討論個案中發現，因腦中風延遲診斷而導致錯過黃金搶救時間是PGY學員有可能會遇到，而且容易引起醫療糾紛的議題。要在夜間病房值班時啓動腦中風緊急使用tPA之機制，除了需能及時診斷出腦中風之外，還要能理解醫療照護體系的資源與運作，以及有效地整合所有資源，以提供最適當的醫療照護。（教學重點：病人照護、人際關係及溝通技巧、制度下之臨床工作）
2. 有一個「臨床倫理／法律案例」討論個案，一位71歲的男性病患因慢性腎衰竭突發高血鉀與代謝性酸中毒合併呼吸代償，需緊急安排洗腎否則就有生命危險；但病患因個人理念的堅持而拒絕洗腎！病人已在入院時簽署拒絕洗腎同意書，身爲PGY值班醫師，是否應該遵循這張同意書的內容？醫師應要能同理病人的感受，要有耐心說服病人接受治療，並引導說出對治療的看法，表達願與病人一起努力解決問題。（教學重點：病人照護、人際關係及溝通技巧、專業素養、制度下之臨床工作）
3. 另外一個「醫療品質」討論個案，患者爲36歲男性，因持續高燒，但無肺炎或泌尿道感染等症狀，因此照會感染科醫師。感染科醫師覺得病人淋巴球過低且合併不正常發燒形態，可能有後天免疫不全病毒感染之虞，因此建議檢測HIV-Ab。PGY醫師採納感染科醫師建議，在沒有護理師陪同下，走進患者房間，現場陪伴家屬爲岳父、岳母、媽媽，和太太，此時PGY醫師向病人說明：「因爲你淋巴球過低，加上不明原因發燒且合併淋巴結腫大，我們建議你要驗愛滋病毒！」此話一出，太太當下沉默不語走出病房，媽媽也很生氣：「我兒子是老實人，絕不可能會有愛滋病」，岳母也因此和媽媽吵架，懷疑患者外面不檢點，患者在當天晚上接到太太手機傳來的簡訊：「我們還是離婚吧！」……。（教學重點：病人照護、人際關係及溝通技巧、專業素養、制度下之臨床工作）

4. 實證醫學是未來醫學教育的重要發展方向，也是醫師如何從工作中去自我學習及成長的重要方式。如何查詢論文與評讀，然後和病人溝通及解釋未來的治療計畫，假如能透過臨床擬眞情境來演練，應該可以讓學員的感受更深刻。模擬一位反覆性氣胸的案例，詢問PGY醫師要如何選擇治療的策略。（教學重點：人際關係及溝通技巧、制度下之臨床工作）
5. 安寧緩和治療是PGY學員的核心課程，要如何評核學員的學習成效，使用溝通的OSCE案例是一項不錯的方式。我們撰寫一位乳癌併發肺轉移，因呼吸困難而由急診住院的案例，讓PGY醫師學習如何傾聽病人談話，提供病人適當的心理支持，解釋心肺復甦術及安寧緩和醫療，如何與病人建立個人連結以及表達出同理心與回應病人。（教學重點：病人照護、人際關係及溝通技巧）
6. 醫學知識的學習是在日常的病人照護中慢慢累積的，評核醫學知識的方法有很多方式，我們讓每位教案作者針對該案例的重要知識來出題。每一個教案用5題選擇題來做爲重要醫學知識能力的評核，雖然還沒能夠看到學員可以實際的運用醫學知識，但是可以作爲教學輔導的參考。
7. 每一個教案的考官都是該專科的主治醫師，也都具有一般醫學臨床教師的認證，運用小規模回饋型臨床技能評估模式（small scale

ACGME OSCE）來做爲PGY醫師臨床技能的考核，經由考官會議的決議，因教學考官人員固定，所以評分表可先使用李克特量表（Likert scale），評分細項的敘述待擴大規模使用之後再全面擬定實施。

表 3 PGY ACGME simulation blue print 配分

ACGME 能力 / 站名	病人照護	醫學知識選擇題	人際關係及溝通技巧	專業素養	制定下之臨床工作	從工作中學習與成長
1. 心臟科住院病患突發腦中風	急性缺血性腦中風之處理 15%		急性缺血性腦中風之處理 15%		急性缺血性腦中風之處理 70%	
2. 癌末病患之生命終末醫療決定	討論生命終末時是否施行心肺復甦術 30%		討論生命終末時是否施行心肺復甦術 70%			
3. 運用醫學實證向病患解釋疾病治療方法之優劣			復發性氣胸 20%			復發性氣胸 80%
4. 發燒病患會診感染科後之病情解釋	疑似愛滋病之告知與照護 30%		疑似愛滋病之告知與照護 10%	疑似愛滋病之告知與照護 40%	疑似愛滋病之告知與照護 20%	
5. 緊急血液透析之溝通	血液透析 30%		血液透析 10%	血液透析 40%	血液透析 20%	
Total	105%	100%	125%	80%	110%	80%

第五階段：實行

A. 資源之確認

1. 教師：教學的教師需取得一般醫學示範病房認證之臨床教師，並根據課程的內容來撰寫教案，支援擔任考官與標準化病人之訓練。每年約有四梯次的考試，在週六的下午舉辦。考官除了評分之外，還需對考生作立即回饋。對於試題的缺失可以作檢討及改進。
2. 標準化病人：針對PGY醫師的ACGME六大核心能力爲何，標準化病人也需要舉辦研習會議來讓他們了解，還有測驗之後也會有標準化病人的立即回饋，代表以病人爲中心的回饋教育，所以有關如何增強標準化病人的回饋能力，我們也會舉辦標準化病人回饋訓練工作坊，來加強SP的回饋能力。
3. 支援職員：每次的測驗都需要祕書的精心策劃，包括教師時間的安排，考務人員的支援與配合。其中還有課程教材的製作與布置、分發、標準化病人的協調與費用支付、評估表的收集與統計，以及課程相關的聯絡與調整等工作。
4. PGY醫師：輪訓到內科的PGY醫師，學習的期中（第二個月），每一位都需要參加此測驗，作爲評核他們臨床學習的成效以及與同儕之間ACGME核心能力的差距，並當作補救教學的依據。
5. 設施：運用臨床技能中心的考場來實施，配合相關的模具以及電子網路設備等。
6. 資金；所有人員的薪水支援及支付標準化病人與試務人員的費用由衛生福利部「一般醫學內科訓練示範中心計畫」補助部分，其餘由馬偕醫院醫教部編列預算，並依照院方支付標準核發。

B. 課程的管理

1. 外部與內部的支持：醫教部與內科部主任及副主任非常支持此 PGY教學的活動，本教學評量與回饋的初步成果也獲得輔導教學醫院辦理臨床技能評估測驗計畫訪查長官的讚許，因此補助金可以順利的獲得。PGY 醫師對此訓練也都抱持正面的態度，他們認爲參與之後可以知道病人對醫師的期待，可以了解醫病如何互動，自己解釋病情的態度以及感受到以病人的角度給予回饋所得到的啓示更有價值。
2. 管理、溝通與運作：本課程由一位課程負責人與一位祕書負責課程的規劃、實行與評估。課程負責人與相關的教師開會，並規劃課程的修改。課程教師包含神經內科醫師、腎臟科醫師、胸腔科醫師、感染科醫師以及腫瘤相關科醫師。因應 PGY 醫師人數較多，考場必須要有兩線同時進行，5 個站一次 10 位考生應考。
3. 障礙：本課程首先遇到的障礙是少部分邀請的教師不夠投入，臨床主治醫師需要有一定的教學熱誠才能夠不計利益得失來參與，不過基本的教學津貼是讓計畫得以延續的重要支援。住院醫師在還沒有參與之前，或多或少都會持有抗拒的心態，不過參與之後他們都覺得花這些時間來學習很值得，並感謝教師與所有人員的辛勞。

第六階段：評估與回饋

A. 確認使用者

本教學評量的結果除了 PGY 醫師知道之外，我們還會給予醫學教育部主管以及一般醫學示範病房主任參考，另外內科部相關主管也會收到成績，並對成績較差的學員作補強教學。另外在一般醫學示範病房訪查時，也會摘要成果來向評鑑委員報告與分享。

B. 確認使用法

本教學評量的結果主要是想對 PGY 醫師個人表現給予回饋與改變態度。但我們發現有部分的內科第一年住院醫師，因在外院接受 PGY 訓練，剛來服務就發生了與 HIV 病患隱私相關的投訴案例，於是我們也建議內科部，將沒有受過此訓練的R1新進醫師列入受訓人員名單中。

C. 確認資源

外部的資金補助越來越少，院內的經費負擔需要每年調整，可以根據PGY 學員的選修科別與院內的經費多寡來預擬訓練員額的需求。

D. 確認評估的題目

教案的類型可以根據臨床的各種案例來改變與撰寫，不同年度的 PGY 學員可能會因爲臨床教師教學強調的重點不同，或是在不同的病房所學習的案例種類不同而有所差異。不過相關的核心能力概念，都可以在我們所模擬的情境當中來體驗與執行。

E. 資料的分析與報告結果

根據我們多次 PGY ACGME OSCE 測驗結果分析，PGY 學員在制定下之臨床工作的能力較爲薄弱，爲了達到更好的教學成效，我們建議內科部舉辦制定下之臨床工作教學研討會，並安排營養師作院內飲食介紹及營養諮詢、社工師作社服介紹、邀請個案管理師作肺結核通報與個案管理介紹、出院準備小組作出院計畫服務介紹，來讓學員充分了解及善用醫療體系之資源。

參考資料：

1. 謝博生：一般醫學教育──後SAR時代的醫師培育。臺北：金名。
2. Lee FY, Yang YY, Hsu HC, et al. Clinical instructors' perception of a faculty development programme promoting postgraduate year-1 (PGY1) residents' ACGME six core competencies: a 2-year study. BMJ Open. 2011 Nov 24;1(2):e000200.
3. Liu YY, Liu CY, Hou JY, et al. Simulation-Based Education with Flipped Classrooms Improve Resident Clinical Performance in Intensive Care: a Pilot Study. J Med Education 2017; 27: 1～8.
4. Asch DA, Bilimoria KY, Desai SV. Resident Duty Hours and Medical Education Policy-Raising the Evidence Bar. N Engl J Med. 2017 Apr 5. doi: 10.1056/NEJM p1703690.
5. Hirsh DA, Ogur B, Thibault GE, et al. "Continuity" as an organizing principle for clinical education reform. N Engl J Med. 2007 Feb 22; 356(8):858-66.
6. Harden RM, Stevenson M, Downie WW, et al. Assessment of clinical competence using objective structured examination. Br Med J. 1975 Feb 22;1(5955):447-51.
7. Liu M, Huang YS, Liu KM. Assessing core clinical competencies required of medical graduates in Taiwan. Kaohsiung J Med Sci. 2006 Oct;22(10):475-83.
8. 蔡淳娟：OSCE實務:建立高品質臨床技術測驗的指引 ，臺北市立萬芳醫院──委託財團法人私立臺北醫學大學辦理，2007。

9. Yang YY, Lee FY, Hsu HC, et al. A core competence-based objective structured clinical examination (OSCE) in evaluation of clinical performance of postgraduate year-1 (PGY) residents. J Chin Med Assoc. 2011 May;74(5):198-204.
10. Lin JL, Hsu YW, Lin RL, et al. Small-scale OSCE is Useful for Evaluation of the ACGME General Competencies of PGY1 Residents in Internal Medicine. J Med Education 2014; 18: 93～91.
11. Curriculum Development for Medical Education: A Six-Step Approach, 3rd Ed by Patricia A. Thomas, & David E. Kern et al.

Chapter 2

馬偕醫院一般醫學內科訓練之內容與方式

馬偕醫院醫學教育部教學型主治醫師：郭秋萍醫師

2-1 一般醫學內科訓練之內容

本院於2007年8月成立「一般醫學內科訓練示範中心」，2008年開始獲得衛生福利部「一般醫學內科訓練示範中心計畫」補助，示範中心位於本院平安樓13C病房，共36床，有專屬的討論室、值班室、教師辦公室，另有醫師教學輔導室，供專任助理辦公、指導教師與學員一對一教學輔導，以及提供圖書借閱。針對不同的訓練對象分別訂定訓練課程，內科第一年住院醫師及PGY學員課程內容以「畢業後一般醫學訓練課程」中，有關一般醫學內科的教育課程爲主；實習醫生則以「教學醫院畢業前一般醫學訓練課程綱要」中有關一般醫學內科課程內容的規定爲主。病人來源包含門診及由資深住院醫師（R3以上）至急診篩選病情適合教學，並願意配合教學之入院病人。於平安樓3樓內科32診設置教學門診，提供適當空間和醫護人員，能兼顧臨床診療與教學，使受訓學員有效率地學習治療門診病人及追蹤出院病人。每週固定4次專屬之一般內科教學門診時段，教學門診包括診察室一間及教學觀察室一間。診察室設有影音監視器，指導教師於教學觀察室藉由影音監視器觀察學員看診實況，以避免干擾學員看診，必要時也可將教學過程予以錄製後討論。教學觀察室設有會議設備，可供 10 人左右之小型討論會。

2-2 一般醫學內科訓練之方式

一、每月各層級受訓學員人數與照顧床數分配

1. 示範中心共 4 組醫療團隊，每組醫療團隊約照顧 8~12 位病人，其成員包含：主治醫師、住院醫師（R1、R2）、PGY 醫師、實習醫生。
2. 資深住院醫師（R3 以上），其職責囊括行政、領導與教學：
   ⑴篩選病情適合入住示範病房之住院病人。
   ⑵指導各層級學員臨床工作並分配適量病人數。
   ⑶協助挑選適合床邊教學、跨領域團隊討論會之討論個案。
   ⑷負責主持新入院病例討論會，示範病房專責主治醫師從旁給予指導。
   ⑸每月準備一例個案以「Healthcare matrix」進行醫療品質討論。
   ⑹優先安排 R3 於示範中心值班。
3. 住院醫師（R1/R2）照顧 8~12 位病人。
4. PGY醫師各照顧8~12位病人。
5. 實習醫師（M7）於住院醫師指導下負責照顧 4~8 位病人。
6. 實習醫學生（M5/M6）於上述各層級醫師指導下，由指導教師安排 1 名病人予以Primary care。

二、訓練方式

受訓學員除實際參與病人之診斷與治療之實務工作外，並透過以下多元的訓練方式達成訓練之目標，且以學習護照記錄所出席之各項教學活動。

（一）床邊教學

除每天例行迴診外，教學迴診每週 3 次，一週不少於 6 小時。由專責主治醫師、資深指導教師輪流擔任授課教師。每次迴診前，授課教師與資深住院醫師篩選適當的病人，並先徵求病人的同意接受床邊教學。其教學內容包括：病史詢問、醫病溝通、理學檢查、臨床檢驗及影像判讀、臨床推理、臨床決策、鑑別診斷及臨床處置。教學迴診時，由授課教師帶領住院醫師、PGY醫師、實習醫生在病人床邊進行教學活動。這些床邊教學由主治醫師親自根據病人的病史做全身檢查、鑑別診斷，並作臨床評估。為提升床邊教學及照護病人的品質，一位主治醫師在迴診時，不帶超過 6 名學員。受訓學員參加教學迴診時，除了將個案基本資料、病情摘要敘述、病情報告值、授課教師針對個案與學員進行問答討論之過程等內容書寫於教學記錄單上外，另將課堂中所運用與提及之六大核心能力項目的內容，所有教學紀錄經授課教師修改後送至示範中心存查。

（二）教學門診

每週固定 4 個專屬之一般內科教學門診時段，受訓學員每週均需參加一次教學門診，每次教學門診為3小時。教學門診的病人安排包含：①由示範中心出院而需返診且適合教學的病人、②初診病人、③

主治醫師之老病人願意配合且適合教學者，每次教學門診至少 3 例至多 10 例教學病例。教學門診進行前會事先告知病人看診流程，並請病人簽署「教學門診告知同意書」。

受訓學員每次均需書寫一份紀錄，交由教師批改審閱並進行回饋討論後，送回示範中心存查。教學門診記錄單內容包括：病人姓名、病歷號碼、年齡、性別、Chief Complaint、Present Illness、Past Medical History and Medication、Social History、Family History、Review of System、Physical Examination、Laboratory Data、CXR（Sketch if available）、EKG（Interpretation if available）、Problems、Plan、教師與學員的討論內容、六大核心能力學習單。

住院醫師（R1、R2）、PGY醫師、實習醫學生每週排定半天參加教學門診訓練，過程中參與問診。受訓學員在教學門診中，學習主治醫師如何問診、分析病情，解讀各種檢查、報告及如何告知病人等技巧，並藉此培養相關的診斷技能、成熟的判斷力以及基於實證的治療方法，適時以Mini-CEX予以評估。

（三）新入院病例討論會

每週舉行 2 次新入院病例討論會，由資深住院醫師（R3 以上）主持，示範病房專職主治醫師從旁給予指導，每組醫療團隊藉此共同討論所照顧之病人，同時給予病歷寫作指導，指正病歷紀錄內容格式的完整性。

（四）跨領域團隊討論會

跨領域團隊討論會參加成員包含示範中心專責主治醫師、臨床教學實務訓練受訓教師、受訓學員以及臺北院區其他內科病房之PGY學員外，並邀請各職系人員共同參與，如護理長、護理人員、營養師、社工師、安寧共照小組、藥師、院牧部關懷師等，主題如下：

1. 醫學倫理議題討論會
2. 安寧緩和醫療共同小組討論會
3. 以「健康照護矩陣」進行之醫療品質病例討論會

（五）核心課程

1. 文獻選讀會
2. EKG判讀
3. 抗生素使用介紹與個案討論
4. 內科部教學活動——CXR判讀
5. 內科部教學活動——主治醫師特別演講
6. 內科部教學活動——放射線科常用放射影像教學

（六）臨床案例討論會

1. 內科部教學活動——Mortality & Morbidity Conference
2. 內科部教學活動——Grand round
3. 內科部教學活動——內科、急診combined conference
4. 全院性臨床病理討論會（CPC）
5. 胸腔內外科、放射科、腫瘤科及病理科聯合討論會
6. 消化系內外科、放射科、腫瘤科及病理科聯合討論會

（七）講堂授課

1. 院內飲食介紹
2. 肺結核通報與個案管理介紹

（八）臨床評估與回饋教學

1. Mini-CEX

   由受訓學員主動與指導教師約定時間進行評估，可於一般病房或教學門診時執行，R2、R1、PGY、Intern、Clerk各評估1次。

2. Case-based Discussion

   由受訓學員主動與教師約定時間進行評估，R2、R1、PGY、Clerk各評估1次。

（九）病房值班

受訓學員均需參與值班，且R1、PGY醫師值班點安排以一般醫學內科示範中心為主，使病人得以受到連續性之照顧，值班時，隨時有資深住院醫師給予必要之指導。必要時，臨床教師也會給予協助，以保障受訓學員在安全、高品質的環境下，學習處理疾病及照護病人的技巧。

（十）實習醫學生值班體驗（對象：馬偕醫學院醫學系 M5）

馬偕醫學院醫學系五年級實習醫學生於內科部受訓期間規劃2次值班體驗，值班點以當日學習之地點為主，其中1次安排於一般醫學內科示範中心，值班體驗時間為下午5點至10點，流程如下：

1. 17:00-18:00由總值醫師負責醫學生之Orientation

2. 18:00-21:30

◆ 參與（跟隨）總值或值班醫師處理病人臨床問題。

◆ 第一線值班醫師從自行處理的抱怨病例或指導接新病人病例中，指定兩個病例給醫學生，於下班前完成值班紀錄（duty note）。

3. 21:30-22:00由總值與第一線值班醫師和醫學生進行病例討論並給予回饋，總值醫師針對此次值班體驗利用值班評分表予以評核。

（十一）實習醫學生跨領域團隊合作學習（對象：馬偕醫學院醫學系 M5）

馬偕醫學院醫學系五年級實習醫學生於示範中心受訓期間，安排醫學生了解護理、營養職系人員病房例行事務，如：病人營養指導、靜脈注射實作等。

（十二）實習醫學生 Procedure 觀察與實作（對象：馬偕醫學院醫學系 M5）

馬偕醫學院醫學系五年級實習醫學生於示範中心受訓期間，安排醫學生觀察Procedure操作——CVP及實作——EKG、NG、Foley。

學術活動 / 會議	頻率	說明
Orientation	每月 1 次 （月初）	當月受訓學員均需參加
教學門診	每位學員每週 1 次 （R3 除外）	每次需書寫紀錄（3 例病例），親自診視病人
Bedside teaching	每週至少 3 次 合計至少 6 小時	由專責主治醫師、資深指導教師輪流教學

<table>
<tr><th colspan="2">學術活動／會議</th><th>頻率</th><th>說明</th></tr>
<tr><td colspan="2">New case round</td><td>每週 1~2 次</td><td>由總醫師（R3 以上）指定學員口頭報告近期新入院病例 2~3 例</td></tr>
<tr><td>報告個人</td><td>Journal meeting</td><td>每位 R2、R1、PGY 報告 1 次</td><td>Journal reading 的 paper 由主治醫師指定</td></tr>
<tr><td rowspan="4">聯合討論會
跨領域團隊</td><td>醫學倫理議題討論會</td><td>每月 1 次</td><td rowspan="2">◆ 討論個案由總醫師（R3 以上）挑選
◆ 由負責照顧之學員完成案例背景說明</td></tr>
<tr><td>安寧緩和醫療共同照護小組討論會</td><td>每月 1 次</td></tr>
<tr><td>醫療品質討論會</td><td>每月 1 次</td><td>◆ 以 Healthcare Matrix 進行病例討論
◆ 由內科住院醫師負責完成案例背景說明、Healthcare Matrix
◆ PGY、Int 需完成一份 Healthcare Matrix</td></tr>
<tr><td colspan="3">跨領域團隊討論會參加成員包含示範中心專責主治醫師、臨床教學實務訓練受訓教師、受訓學員以及臺北院區其他內科病房之 PGY 學員外，並邀請各職系人員共同參與，如護理長、護理人員、營養師、社工師、安寧共照小組、藥師、院牧部關懷師</td></tr>
<tr><td>講堂授課</td><td>◆ 院內飲食介紹
◆ 肺結核通報與個案管理介紹</td><td>每月 1 次</td><td></td></tr>
<tr><td rowspan="5">核心課程</td><td>EKG 判讀</td><td>每月 2 次</td><td></td></tr>
<tr><td>抗生素使用介紹與個案討論</td><td>每月 1 次</td><td></td></tr>
<tr><td>內科部教學活動 — CXR 判讀</td><td>每月 2 次</td><td>當月受訓學員均需參加</td></tr>
<tr><td>內科部教學活動 — 主治醫師特別演講</td><td>由病房主任指定</td><td>當月受訓學員均需參加</td></tr>
<tr><td>內科部教學活動 — 放射線科常用放射影像教學</td><td>每 3 個月 1 次</td><td>當月受訓學員均需參加</td></tr>
<tr><td colspan="2">每月例行檢討會</td><td>每月 1 次
（月底）</td><td>當月受訓學員均需參加</td></tr>
<tr><td colspan="4">臨床案例討論會：
(1) 內科部教學活動 — Mortality & Morbidity Conference
(2) 內科部教學活動 — Grand round
(3) 內科部教學活動 — 內科、急診 combined conference
(4) 全院性臨床病理討論會 (CPC)
(5) 胸腔內外科、放射科、腫瘤科及病理科聯合討論會
(6) 消化系內外科、放射科、腫瘤科及病理科聯合討論會</td></tr>
</table>

四、評量與評估

（一）對受訓學員的學習成效評估

因臨床醫學教育涉及範圍包括知識、認知及態度，需對醫學專業、人際應對及態度等進行評估。將受訓者分為：1.內科住院醫師、2.PGY醫師、3.實習醫學生等三類，考量受訓者不同特性採用不同的作法。各種評量方法反映受訓學員核心能力的學習狀況：

評量方法	評量內容		
	處理臨床問題的能力（知識及技術）	溝通能力（認知及態度）	照顧病人責任（認知及態度）
六大核心能力評估	✓	✓	✓
360 度多面向評核		✓	
指導教師對受訓學員評分考核		✓	✓
Mini-CEX		✓	
CbD	✓		
臨床測驗（OSCE）	✓		
平時觀察		✓	✓
住院 POMR 病歷審查	✓		
病歷評核			✓

受訓學員於受訓期間採用之評量方式：

評量方式	R3	R2、R1、PGY	Intern	Clerk
01. 指導教師對受訓學員六大核心能力評估	✓	✓	✓	

評量方式	R3	R2、R1、PGY	Intern	Clerk
02. 受訓學員六大核心能力自我評估（包含訓練前與訓練後）	✓	✓	✓	
03. 360 度多面向評核（由指導教師、護理人員、同儕、病患進行評核）	✓	✓	✓	✓（僅指導教師、同儕端評核）
04. 指導教師對受訓學員評分考核	✓	✓	✓	✓
05. 住院病歷寫作修改：（由指導教師個別指導病歷書寫，採用醫令系統進行線上指正與評論）	✓	✓	✓	✓
06. Mini-CEX		✓	✓	✓
07. CbD		✓		✓
08. 臨床測驗（OSCE）		於 PGY 內科訓練的第 2 個月進行 1 次	2 次 / 年	Group OSCE 2 次 / 年

除上述評量方式外，另包括：平日工作表現、教學門診病歷的評量及小組討論、病例報告的表現、出席學術活動是否準時、照顧病人有無愛心及責任心、對同事及護理人員的溝通表現與合作情形、值班是否盡職。此外，也設計紙本與線上評估及雙向回饋方式如下：

1. 臨床教師對學員的考核評估（評估結果彙整於受訓學員學習歷程本）

⑴於學員結訓前由指導教師以線上問卷方式針對其六大核心能力予以評估：「指導教師對受訓學員六大核心能力評估表」。

⑵於學員結訓前由指導教師以問卷方式針對日常表現進行考核評分：「指導教師對受訓學員評分考核表」。

2. 學員的自我評估（評估結果彙整於受訓學員學習歷程本）

每個月由學員以線上問卷方式進行六大核心能力自我評估，包括訓練前及訓練後，以檢視學員經過訓練後是否提升六大核心能力：「受訓學員六大核心能力自我評估表」。

3. 360 度多面向評核（評估結果彙整於受訓學員學習歷程本）

⑴每個月分別由學員進行同儕評估以及由臨床教師、護理長、護理人員評估學員的表現：「360 度多面向評核表──醫療團隊」。

⑵每個月由病人評估學員的表現：「360 度多面向評核表──病人」。

（二）對臨床教師的教學成效評估

臨床教師的教學與評量也是本示範中心所重視的，包括受訓學員對臨床教師的評估，評估內容最重要是教學方法與成效，但亦包括病人照護等。

1. 學員對臨床教師的教學成效評估

每個月由受訓學員以線上問卷方式評估其教學內容、教學方式等：「受訓學員對臨床教師及教學活動成效評量調查表」。

2. 住院病人對示範中心主治醫師的病人照護評估

由住院病人以紙本問卷的方式對示範中心主治醫師所提供的醫療服務、治療計畫、病情解釋、疾病衛教進行滿意度評估，提高照護品質：「病房醫療護理服務滿意度問卷」。

（三）對訓練計畫的評估

藉由以下對計畫評估及檢討的方式，持續修正示範中心運作方向與訓練課程規劃，使受訓學員能在良好的環境下學習，並在符合一般醫學示範中心設置規範之前提下，依據學員的意見適度調整訓練計畫及訓練方式，以達成「以學習者爲中心」之教學訓練模式。

1. 問卷評估

由受訓學員以線上問卷填寫方式對一般醫學內科訓練規劃內容提出建議與期望：「受訓學員對臨床教師及教學活動成效評量調查表」。

2. 每月例行檢討會議

每月於月底定期舉辦，參與人員包含病房主任、臨床教師及當月受訓學員。由學員針對所接受之訓練課程或所遇任何問題提出反應與建議，作爲計畫持續改善及教學方向、課程活動量調整與修正之參考依據。

3. 臨床教師會議

必要時舉辦臨床教師會議，由病房主任及臨床教師針對學員受訓情形、教學課程內容等進行檢討事宜。

（四）對醫療照顧的評估

對示範中心住院病人的病人安全及醫療品質加以監測。各種死亡率、感染率、再住院率等醫療品質管制的指標皆有評估。病人方面的感受及滿意度也是我們調查的重點。

每月定期舉辦跨領域團隊討論會，由示範中心專責主治醫師、臨床教學實務訓練受訓教師、受訓學員以及臺北院區其他內科病房之PGY學員外，並邀請各職系人員共同參與，如護理長、護理人員、營養師、社工師、安寧共照小組、藥師、院牧部關懷師等，若討論議題涉及法律層面，則邀請公共事務課管理師與會。課程主題有：醫學倫理議題討論會、以「Healthcare Matrix」進行之醫療品質討論會。

2-3 淡水院區成立內科教學病房的起源與展望

本院內科部有鑑於臺北13C一般醫學內科訓練示範中心雖運作良好，但當住院醫師、PGY及實習醫學生輪訓到淡水院區時，缺乏類似完善的教學訓練環境，所以規劃 2018 年在淡水院區馬偕樓18病房成立內科教學病房，共設置 6 個次專科（胸腔、心臟、胃腸、腎臟、血液腫瘤、感染），遴選熱心教學之主治醫師，規範其教學相關之權利（教學津貼、教學升等……）與義務（每週固定教學時段、撰寫教學計畫、發表教學成果、接受教學評核……），並舉辦教師訓練工作坊及其他相關活動，教師訓練課程主要包括團隊經營、計畫教學課程、臨床教學演練、實作評估學習、病例寫作教學及有效團體教學，以提升並整合教學計畫、技能與共識。此教學病房的教學內容設計除了有例行晨會（新入院病例報告、文獻選讀）、教學迴診、教學門診、病歷指導、核心課程教學（含CBL）、跨領域教學之外，也安排內科特色教學（如超音波、內視鏡教學）及發展教學評核（如Milestones），並督導每日交班。待此一教學病房運作成熟之後，期望能以同樣模式逐漸擴點，擴展院內其他病房轉型成教學病房，除了臨床服務之外，也能提升全院各病房教學風氣及發展各專科之特色教學。

參考資料：

1. Yvonne Carter, Neil Jackson. Medical Education and Training: From theory to delivery. 2008, OUP Oxford.
2. Neil Jackson, Alex Jamieson, Anwar Khan. Assessment in Medical Eduction and Training: A Practical Guide. 2007, Radcliffe Publishing.
3. Robert Turner, Brian Angus, Ashok Handa, et al. Clinical Skills and Examination: The Core Curriculum. 2009, Wiley-Blackwell.
4. John Dent, Ronald Harden, Dan Hunt. A Practical Guide for Medical Teachers. 2007, 5th ed. Elsevier.
5. The Internal Medicine Milestone Project. A joint initiative of ACGME and ABIM, July, 2015.

PART 2

教學型教案撰寫及執行概況與成效

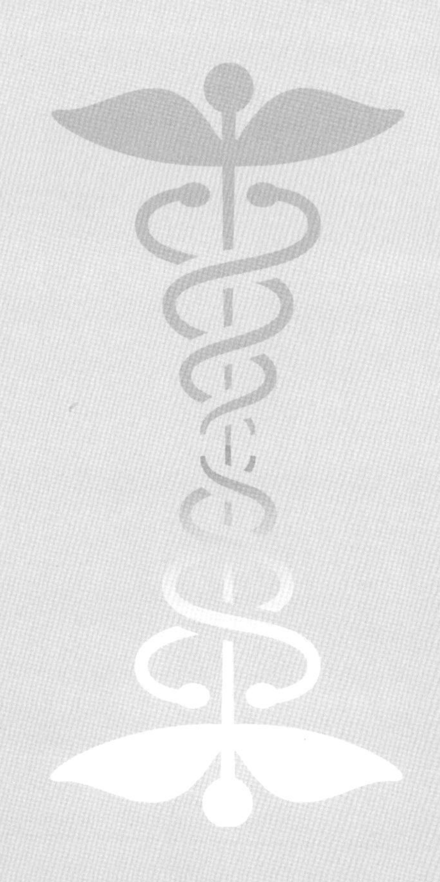

Chapter 3

心臟內科病房突發腦中風

馬偕醫院神經內科：陳培豪醫師

教案題目：心臟內科病房突發腦中風

教案對象：■新制PGY2 □住院醫師R1升R2 □住院醫師R2升R3

教案類型：■病人照護 ■專業知識 ■人際關係及溝通技巧

■專業素養 ■制度下之臨床工作 ■從工作中學習及成長

3-1 教學目標

一、訓練目的及目標

具備判斷腦中風症狀、處理住院病人突發腦中風之基本能力，並了解病人照護、溝通技巧及制度下之臨床工作的基本原則。

二、教學重點

1. 學員可以適時且有效地處理病患健康問題。
2. 學員能表現出溝通技巧來達成與家屬有效的資訊交換。
3. 學員能理解醫療照護體系的資源與運作。
4. 學員能有效地整合所有資源，以提供最適當的醫療照護。

三、問題與討論

1. 請問你聽過急性缺血性腦中風黃金 3 小時嗎？有聽過「靜脈血栓溶解治療」嗎？
2. 萬一你在病房發現病患可能發生急性缺血性腦中風時，知不知道該如何處置？
   - ◆ 如何判斷腦中風的症狀？
   - ◆ 如何判斷腦中風發生的時間？
   - ◆ 如何緊急安排必要的檢查？
   - ◆ 如何與病患及家屬解釋病情及溝通後續處置？

四、教材資源重點整理

臺灣腦中風學會急性缺血性腦中風之一般處理原則，病患評估是腦中風之評估與檢查的第一件事，分為病史評估和身體評估：

1. 病史評估

正確的發生時間是什麼時候？發生什麼事？是否有目擊者？若沒有人目擊或病人無法明確說出發生的時間，則要問最後看到病人仍能進行正常活動是何時，以此為計算發生時間的基準。此外過去病史、用藥史及過敏史也必須詳細記錄，尤其是阿斯匹靈、抗凝血劑、糖尿病及高血壓用藥。若發生時間在2小時內，應該儘速處置。

2. 身體評估

評估病患的呼吸道(A)、呼吸(B)及循環(C)，並給予適當的處置。接著要進行重點式的神經學評估，以確認是否為腦中風。

腦中風常見為突發症狀，包括：

⑴運動功能障礙（同側手腳或單一肢體無力、臉部歪斜、口齒不清或吞嚥困難）。

⑵感覺功能異常（同側肢體麻木）。

⑶平衡能力失調（手不靈活、步態不穩）。

⑷語言功能受損（說不出話或聽不懂話、看不懂文字）。

⑸視覺功能障礙（突發某側視力模糊或突發一眼暫時視力減退、複視）。

⑹突發智能退步（對日常事務判斷力喪失、無法記憶新事物、不會穿衣、使用慣用工具有困難、在熟悉環境迷路）。

⑺急速意識模糊（特別是腦幹中風、大血管梗塞或大出血）。

⑻突發劇烈疼痛（特別是爆炸性頭痛、合併噁心嘔吐）。

所有對於腦中風病人的到院前處置，都必須謹守避免造成病人二度傷害的原則。所以我們必須要做的是：

⑴評估 ABC。

⑵給病人合適的氧氣治療，維持氧氣飽和度≧92%。

⑶裝上心律監視器。

⑷建立靜脈路徑，若有低血壓的情形必須積極處理。

⑸測量病人的血糖。

⑹建議病患空腹（若無低血糖之虞）。

⑺啓動腦中風治療小組。

此外我們必須儘量避免的是：

⑴給病人太多的水分，以免因爲腦水腫或增加腦壓而使得病人神經受損的情況加重。

⑵除非證實病患有低血糖的症狀，否則不要給含有糖分的輸液。

(3)積極的用血管擴張劑，降低病人的血壓。

(4)延遲病患的運送與必要的檢查。

儘快讓病人接受無顯影劑注射的頭部電腦斷層攝影（non-contrast computerized tomography, CT）檢查，以幫助鑑別診斷。CT 可初步排除腦出血或其他腦部病變。若對病人的處置有所幫助或因而改變治療計畫時，也可選擇腦部磁振造影（magnetic resonance imaging, MRI）、磁振血管造影（magnetic resonance angiography, MRA）、或電腦斷層血管攝影術（computed tomographic angiography, CTA），但是以不耽誤治療時間爲原則。除了腦部影像檢查外，一般常規檢查尚包括：胸部X光、心電圖、血液檢查（CBC、PT、APTT）、血糖、電解質、抽驗肝、腎功能等等，若有缺氧現象時，需要檢查動脈血液氣體分析。其他處置尚包含顱內、外動脈超音波或心臟超音波檢查，有助於病因的診斷及分類。

※ 血栓溶解劑治療（Thrombolysis 或稱 Fibrinolytic therapy）

1996 年美國食品藥物管理局（即 FDA）的神經系統藥物顧問委員會根據國家神經疾病和腦中風研究所（NINDS）的血栓溶解劑治療腦中風的臨床試驗結果，通過認可靜脈內注射recombinant tissue-type plasminogen activator（rt-PA）治療急性缺血性腦中風是有效的。NINDS 的 rt-PA 腦中風研究是針對中風 3 小時內之病人隨意分組做 rt-PA 和安慰劑對照試驗。治療組接受每公斤體重 0.9 mg 靜脈注射 rt-PA，經 4 種神經學量表評估及 3 個月以上的追蹤，治療組和對照組各有 300 人以上，最後結果顯示：治療組的恢復程度較好，其殘障度較對照組低，但是死亡率無差別。但此藥的禁忌眾多，必須小心謹慎篩選病人作治療。

※ 靜脈內血栓溶解劑 rt-PA 治療建議規範

1. 用法與用量

建議劑量為每公斤體重 0.9 mg（最大劑量為 90 mg）輸注（infusion）60 分鐘。總劑量的 10% 為起始劑量，以靜脈注射（IV bolus）投與。在症狀出現後的 3 小時內，應儘速開始治療。

2. 人員與設施

治療者需具有神經學評估、診斷訓練的有經驗醫師，醫療團隊內需有可隨時待命的神經外科醫師，以備處理顱內出血之併發症。治療醫院需有 24 小時皆可運轉的 CT 檢查。rt-PA治療後的病人需住在加護病房或有相同設施的病房單位至少 24 小時，以密切監視其血壓等生命徵象及昏迷指數。

3. 一般性禁忌症

如同所有的血栓溶解劑，rt-PA 不可使用於易發生出血之高危險患者，如：

- 目前或過去 6 個月內有顯著的凝血障礙、易出血體質。
- 病人正接受口服抗凝血劑（如 warfarin sodium）且 prothrombin time （INR ＞1.3）。
- 中樞神經系統損傷之病史（如腫瘤、血管瘤、顱內或脊柱手術）。
- 懷疑或經證實包括蜘蛛膜下腔出血之顱內出血或其病史。
- 嚴重且未被控制的動脈高血壓。
- 過去 10 天內曾動過大手術或有嚴重創傷（包括最近之急性心肌梗塞所伴隨的任何創傷）、最近頭部或顱部曾發生創傷。
- 過久的或創傷性的心肺復甦術（超過 2 分鐘）、分娩、過去 10

天內曾對無法壓制之部位施行血管穿刺（如鎖骨下靜脈或頸靜脈穿刺）。

- ◆嚴重肝病，包括肝衰竭、肝硬化、肝門脈高壓（食道靜脈曲張）及急性肝炎。
- ◆出血性視網膜病變，如糖尿病性（視覺障礙可能爲出血性視網膜病變的指標）或其他出血性眼疾、細菌性心內膜炎、心包炎。
- ◆急性胰臟炎。
- ◆最近3個月內曾患胃腸道潰瘍。
- ◆動脈瘤，靜/動脈畸形。
- ◆易出血之腫瘤。
- ◆對本藥之主成分 rt-PA 或賦形劑過敏者。

4. rt-PA 用於急性缺血性中風另有下列之禁忌症（舊有建議）：

- ◆缺血性發作的時間已超過3小時或症狀發作時間不明。
- ◆急性缺血性中風的症狀已迅速改善或症狀輕微者。
- ◆臨床症狀太嚴重（例如 NIHSS＞25）及／或適當之影像術評估爲嚴重之腦中風，如腦梗塞區超過 1/3、出血性梗塞或早期出現腦梗塞。
- ◆腦中風發作時併發癲癇。
- ◆最近3個月內有中風病史或有嚴重性頭部創傷。
- ◆過去曾中風及合併糖尿病。
- ◆中風發作前 48 小時內使用 heparin，目前病人活化部分凝血酶原時間（aPTT）之值過高。
- ◆血小板少於 100,000/cmm。

- 收縮壓大於 185 mmHg 或舒張壓大於 110 mmHg，或需要積極的治療（靜脈給藥）以降低血壓至前述界限以下。
- 血糖小於 50mg/dl 或大於 400mg/dl。
- rt-PA 不適用於治療孩童及未滿 18 歲之青少年。
  rt-PA 不適用於治療超過 80 歲之老人。

5. 新發現

- 日本於 2006 年報告使用較低劑量每公斤體重 0.6 mg 靜脈注射結果顯示：效果及安全性與歐美文獻報告 0.9 mg 約略相當。
- 2005年美國急性腦中風治療準則建議，即使病人服用抗凝血劑，只要 INR≦1.7 仍可使用rt-PA。美國 2005 年急診的中風治療規範建議，若病人近期未使用口服抗凝血劑或肝素（heparin）時，在凝血檢驗結果尚未出來之前可先給予 rt-PA 治療。但若後來檢驗結果出來顯示 INR>1.7 或 aPTT 時間延長時，則需停止治療。
- 大多數缺血性中風病患到達醫院常常發作時間不明或已經超過 3 小時，無法符合 rt-PA舊有治療規範。爲增加治療機會，目前有許多研究使用新影像技術（如 MRI diffusion- andperfusion-weighted images、CT perfusion and CT angiography）來找出使用 rt-PA 可能仍然有效的部分病人，或超過 3 小時使用經動脈血栓溶解或機械取栓方式。治療與否應由醫師審慎評估。
- 目前有些報告在發作 3 小時內因症狀太輕或迅速改善者，根據舊有規範未給予 rt-PA 治療，後來有約 27%~32%會惡化到殘障或死亡。NINDS 最近發表 rt-PA 對輕微中風病人可能仍有幫助。另有新的報告使用 rt-PA 於症狀迅速改善的病人可能仍有顯著效果。

- 過去曾有中風及合併糖尿病的病史，在研究設計上爲安全起見加以排除。加拿大曾有報告rt-PA 治療對先前已有殘障之病人可幫助恢復中風前狀態，但死亡率也相對較高。治療與否應由醫師審慎評估。
- 使用 rt-PA 於治療孩童及未滿 18 歲之青少年方面，目前僅有散在性病例報告，並無較大規模之臨床試驗報告，治療與否應由醫師審慎評估。
- 年齡超過 80 歲之老人在以前之研究被排除在外，但現有越來越多的證據顯示，年齡≧80 歲仍有不錯的恢復程度，研究建議老年不應單獨成爲被排除的指標，而應與中風嚴重度等其他指標通盤考慮。

五、基本訓練設備

成人模型一具、SP扮演家屬、身體檢查結果，需準備正常的胸部X光與無顯影劑注射的頭部電腦斷層攝影。

六、參考資料

1. 臺灣腦中風學會急性缺血性腦中風之一般處理原則：http://www.stroke.org.tw/guideline/guideline_2.asp
2. 臺灣腦中風學會靜脈血栓溶解劑治療急性缺血性腦中風之一般準則：http://www.stroke.org.tw/guideline/guideline_3.asp

重點筆試測驗題（4 選 1）

(3) 1. 65歲邱先生，突然右側偏癱，發病 2 小時所作之腦部電腦斷層（沒打顯影劑）並沒有顯示病變，最可能之解釋是：

1. 出血性腦中風的出血量太少，電腦斷層顯示不出來
2. 病人沒有中風
3. 電腦斷層在缺血性腦中風發作後2 小時之內可能尚未顯示出病變
4. 電腦斷層影像品質不佳

(4) 2. 65歲住院男性，2 小時前突然右側無力，醫師初步懷疑是腦中風，以下處置何者較不適當？

1. 立即驗血糖，血糖值為 40mg/dL，給予 50%葡萄糖溶液
2. 血氧濃度為 92%，給予氧氣治療
3. 電腦斷層顯示無腦出血，症狀迅速改善完全恢復，不需給予血栓溶解劑
4. 測量血壓為 200/100mmHg，立即給予 labetalol 10 mg 靜脈注射

(2) 3. 72歲男性，2 小時前發生急性腦梗塞中風，臨床診斷疑為左中大腦動脈腦梗塞，下列何者適合給予靜脈血栓溶解藥物？

1. 過去曾中風及合併糖尿病
2. 血小板 120,000/cmm
3. 中風剛發生時有局部癲癇
4. 測量血壓為 200/100mmHg

(4) 4. 關於急性缺血性腦中風的評估與檢查，下列敘述何者錯誤?

1. 所有病人都應該接受執行吞嚥功能評估

2. 所有病人都應該接受心電圖、胸部 X 光、CBC、BUN、電解質及血糖檢驗
3. 所有病人皆應該儘快執行腦部電腦斷層攝影檢查
4. 所有病人立即服用阿斯匹靈 300mg

(1) 5. 關於急性腦中風病人轉入加護病房照護的時機，下列敘述何者錯誤？

1. 血壓220/120mmHg病情無變化的病人
2. 頻發性的暫時性腦缺血
3. 接受血栓溶解劑治療的病人
4. 頸動脈支架術後的病人

3-2　情境設置

一、告示牌

第＿1＿站

邱金山，65 歲男性，

心臟科住院病人，病房內發現突然半側無力併昏迷。

場景配置圖

1. 測驗站門口讀題區。

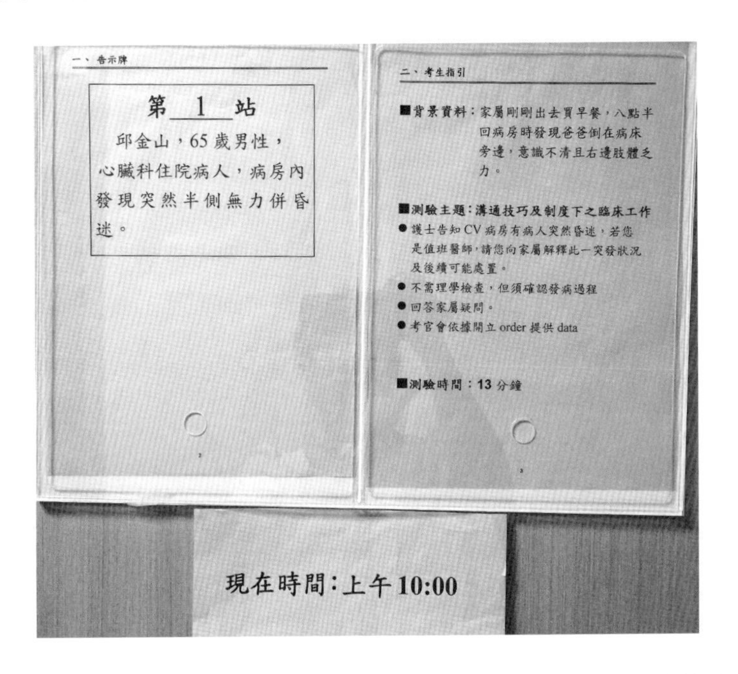

2. 護士告知 CV 病房有病人突然昏迷，若你是值班醫師，請你向家屬解釋此一突發狀況及後續可能的處置。

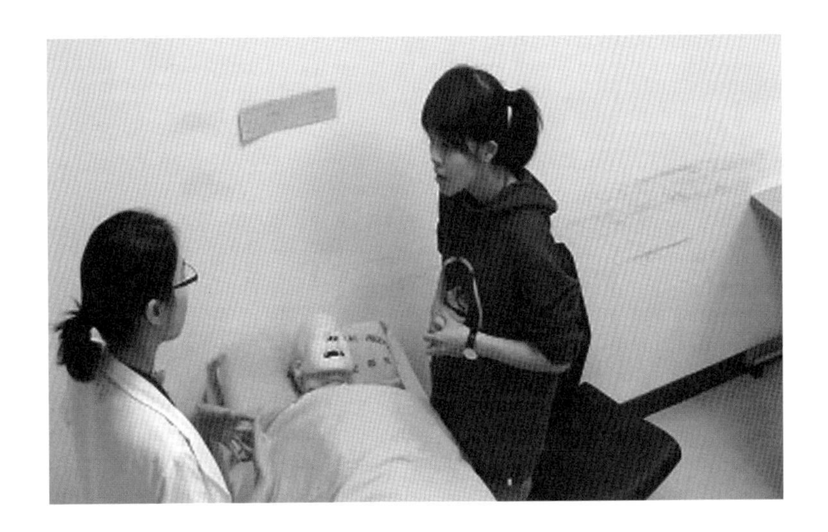

3. 考官回饋。

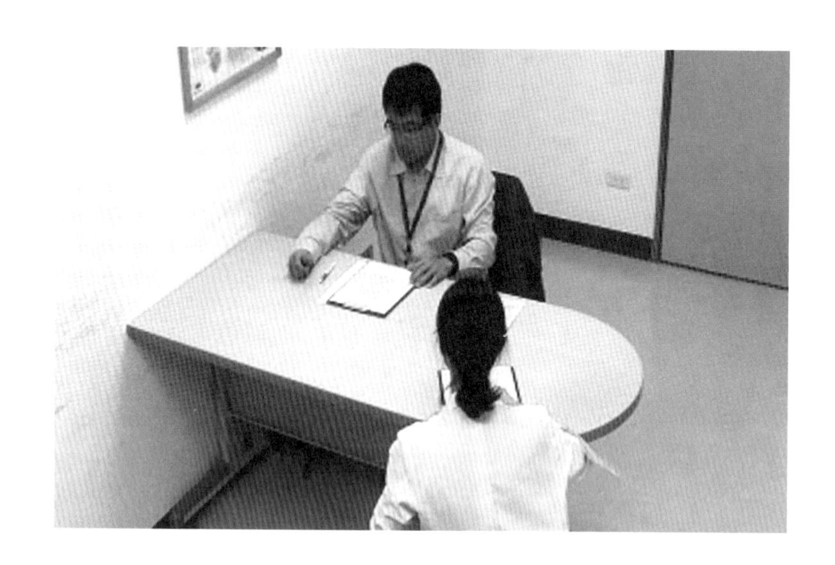

3-3 教案指引

一、考生指引

■背景資料：家屬剛剛出去買早餐，8點半回病房時發現爸爸倒在病床旁邊，意識不清且右邊肢體乏力。

■測驗主題：溝通技巧及制度下之臨床工作

- 護士告知 CV 病房有病人突然昏迷，若你是值班醫師，請你向家屬解釋此一突發狀況及後續可能處置。
- 不需理學檢查，但需確認發病過程。
- 回答家屬疑問。
- 考官會依據開立 order 提供 data。

■測驗時間：13分鐘

相關檢查報告

（學員詢問時提出）

生命徵象：體溫：37℃；心跳：95/min；呼吸：20/min；血壓：160/90mmHg

邱金山　LAB　血液　速件
採檢時間：08:40 A.M.
備註：

項目名稱	結果值	單位	參考值範圍
【SERUM】			
Glucose AC	H 129	mg/dL	70 － 99
AST(GOT)	25	IU/L	15 － 41
CK	59	IU/L	38 － 397
Ammonia	59	ug/dL	19 － 60
BUN	15	mg/dL	8 － 20
Creatinine	0.9	mg/dL	0.4 － 1.2
GFR			
Age	65	y/o	
Estimated GFR (MDRD)			
公式 =175*Scr^-1.154*Age^-0.203*0.742(if female)			
Potassium	3.9	mEq/L	3.5 － 5.1
Sodium	144	mEq/L	136 － 144
Chloride	103	mEq/L	101 － 111
Calcium	9.5	mg/dL	8.9 － 10.3
CKMB	0.8	ng/mL	<5.4 －
（從 2010 年 7 月 12 日起改為 CKMBmass Method，參考值同步變更）			
CKMB mass/Total CK	1.4	%	
Troponin-I	0.02	ng/mL	AMI Cutoff: <0.5 ng/mL URL(Upper reference limit): 0.04 ng/mL

邱金山　LAB　血液　速件
採檢時間：08:40 A.M.
備註：

項 目 名 稱	結果值	單位	參考值範圍
【CBC】			
Hemoglobin	L 11.3	g/dL	13.0 － 18.0
HT	L 33.3	%	40.0 － 54.0
WBC	7.50	10^3/uL	4.00 － 10.00
WBC-DC			
Band	1.0	%	0.0 － 6.0
Neut	62.0	%	55.0 － 75.0
Eosin	1.0	%	0.0 － 5.0
Baso	0.0	%	0.0 － 1.0
Monocyte	10	%	0.0 － 10.0
Lymphocyte	25.0	%	20.0 － 40.0
Platelet	264	10^3/uL	140 － 450

邱金山　LAB　血液　速件
採檢時間：08:40 A.M.
備註：

項 目 名 稱	結果值	單位	參考值範圍
【Coagulation】			
PT			
Patient	10.5	sec.	8.0 － 12.0
Control	11.0	sec.	
INR	1.00		<1.20 －
APTT			
Patient	25.5	sec.	23.9 － 35.5
Control	30.0	sec.	

CT Scan（速件）

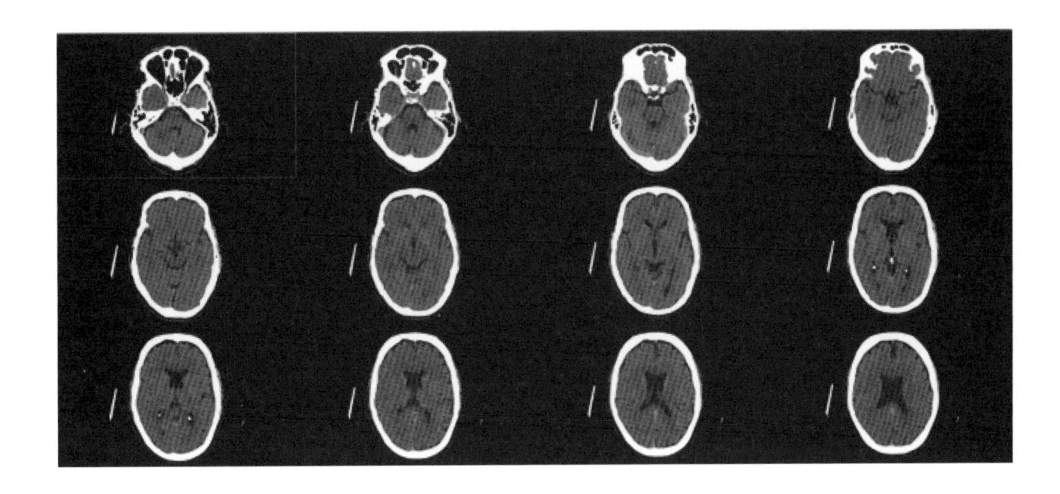

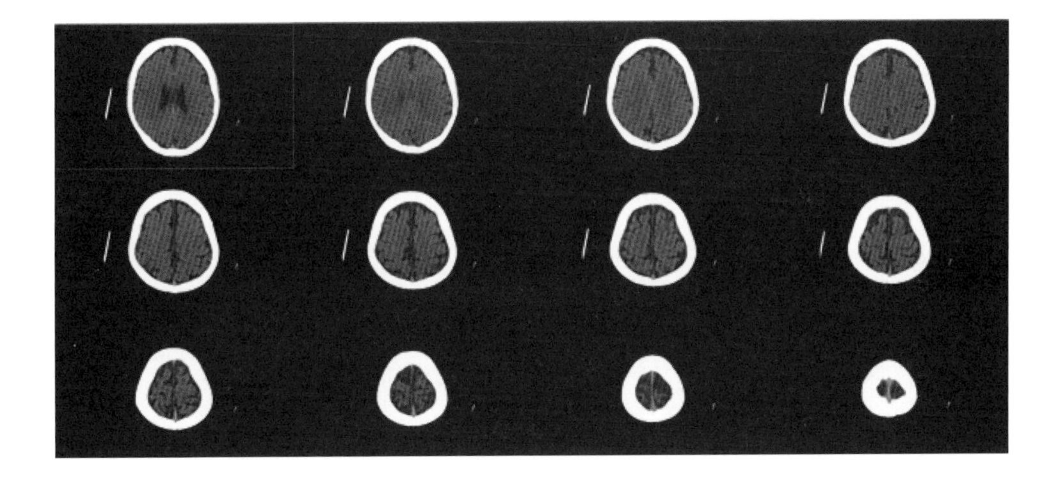

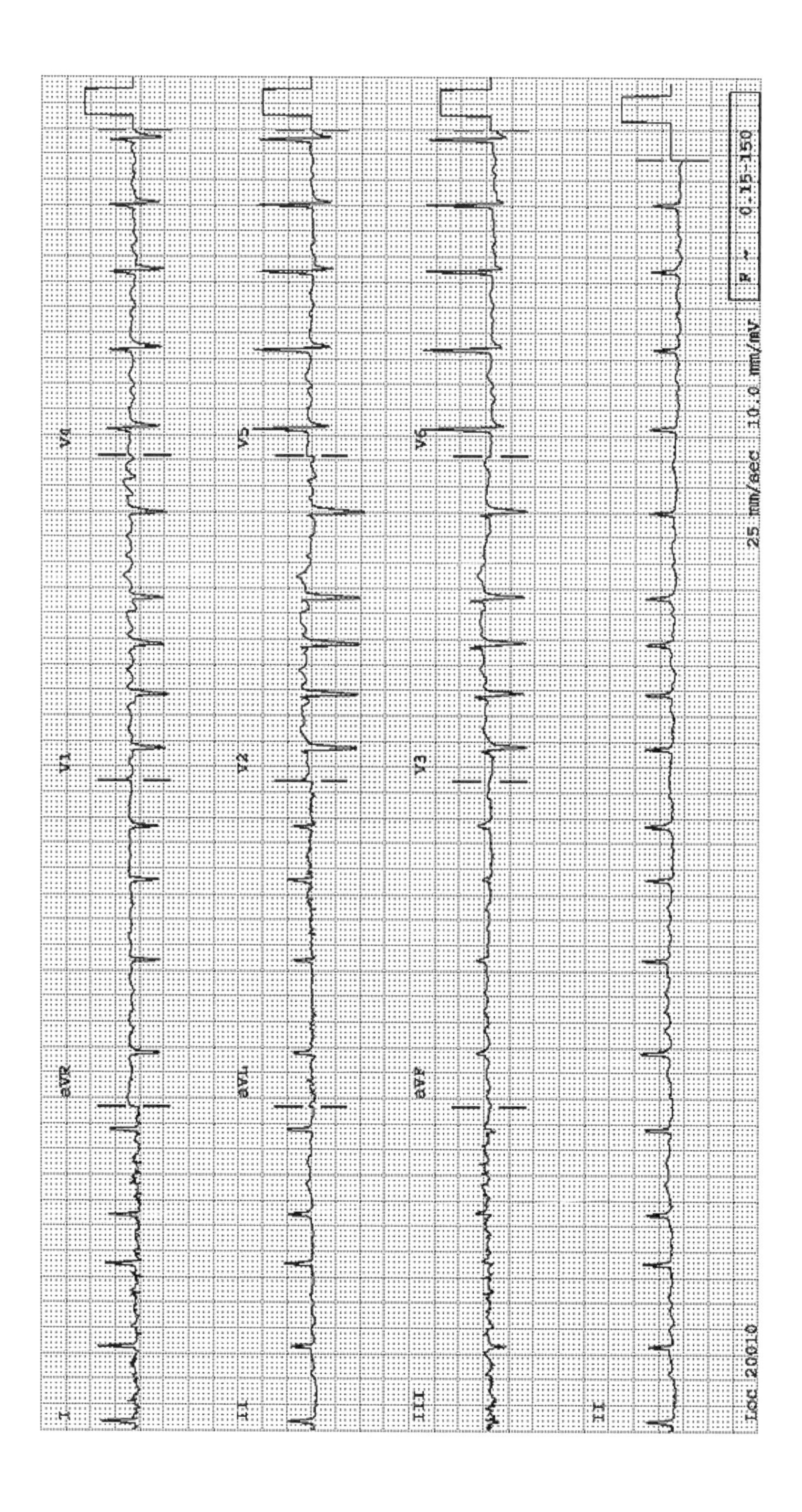
I
aVR
V1
V4
II
aVL
V2
V5
III
aVF
V3
V6
II
Loc 20010
25 mm/sec 10.0 mm/mV
F ~ 0.15-150

二、考官指引

■評分重點提示

1. 本考試目的在於PGY學員臨床核心能力之自我檢測與學習指引。
2. 本題之關鍵評核項目（Critical Decision Point）爲last known well time的確定以及有考慮rt-PA的治療，請特別留意、把關。
3. 本題預期一般學員之平均表現爲____________。（可依考題試考結果或由專家共識決定）
4. 請詳讀checklist項目說明。
5. 考前共識時段，依據劇本及共識影片，協助確認標準化病人之演出能有效反應考題。
6. 其他應注意事項。

■ 測驗場景：CV病房

■ 標準化病人基本資料：邱金山的女兒，約30~40歲（邱金山以成人模型代替）

■ 標準化病人起始姿勢：站在床邊

■ 病情摘要：

（一）個案情境與主訴（由標準化病人主動告知）

女兒說：「我剛剛 8 點半時，出去院外買早餐，回病房時發現爸爸倒在病床旁邊，意識不清且右邊肢體無力。」

（二）病史詢問（學員問才回答）

1. 主要臨床症狀：意識不清且右邊肢體無力。

請注意學員是否詢問以下問題：

2. **現在病史**：我昨天睡在病床旁邊，早上 7 點起來的時候看到爸爸已經醒了，而且剛刷牙洗臉完畢，我自己則是準備等一下要到醫院外面買早餐，7 點多的時候爸爸還躺在床上看新聞，我出門還特地看了一下，新聞播報上有時間顯示，當時是 7 點 50 分，正在播氣象預報，我 8 點半回到病房的時候，就發現爸爸斜躺在病床旁邊，我趕緊叫護士來幫忙，發現他不論怎麼叫都沒有反應，嘴巴只會發出哼哼嗯嗯的聲音，兩眼一直往左邊看，口水一直流出來，好像突然昏迷且右邊肢體無力，不知道情況危不危險。
3. **過去病史**：病患過去曾因心臟疾病於 2 年前在馬偕醫院心臟內科門診接受高血壓、心臟病、心房震顫與高血脂之藥物治療（aspirin）與追蹤。病患於住院前兩天主訴喘且吸不到空氣。他表示沒有胸悶、端坐呼吸、腳腫、發燒、咳嗽、冒冷汗、腹痛或解尿困難之症狀。在急診室時血壓偏高，160/90 mmHg。其他身體檢查無異常。急診醫師給予Isosorbide dinitrate 靜脈注射及氧氣治療，病患血氧濃度在 96% 上下，呼吸喘的症狀有改善。基於疑似冠狀動脈疾病發作，所以住院治療。
4. **個人史**：我們家比較窮，小時候都靠爸爸打零工維生。雖然他有抽菸，1 天 1 包，但不吃檳榔。以前常常會和朋友一起喝酒，但最近很少喝了。平常還可以跟鄰居一起去公園散步，不過走太遠容易喘。除了馬偕開的藥之外，沒有吃什麼其他的保健食品或者維他命。
5. **婚姻或性生活**：已婚，太太在 1 年前因中風去世，目前跟未出嫁的女兒一起住。
6. **其他病史**：爸爸現在好像人昏迷過去了，不論怎麼叫都沒有反應，嘴巴只會發出哼哼嗯嗯的聲音，兩眼一直往左邊看，口水一直流出來。

（三）理學檢查

pulse irregularly irregular
生命徵象：體溫：37/min；呼吸：95/min；呼吸：20/min；血壓：160/90 mmHg

NE
Conscious: eye open spontaneously, E4M5V1
Global aphasia
Eye gaze to left side
Right side hemiplegia 0/5
Right Babinski's sign positive

（四）本案例臨床診斷與處置之參考

1. 鑑別診斷

本案例必須與急性腦血管疾病相似的急症鑑別。實驗室檢查可以初步排除心因性昏厥、低血糖或非酮酸高滲性高血糖症以及其他代謝異常（如高血鈣、低血鈉、腎衰竭等）。頭部電腦斷層攝影正常，基本可以排除顱內出血或其他腦部結構異常情形。臨床診斷爲高度懷疑急性缺血性腦中風。需注意缺血性中風在急性期的頭部電腦斷層攝影可能爲正常，但並不能排除。

2. 相關檢驗及處置

確認患者發作時間對治療上是很重要的事。患者是在清醒時發生中風，需儘量要求家人或目擊者詳述確實發作時間。若不記得詳細時間，可利用間接推論，如以當時播放的新聞節目來推估可能發生的時間。如果沒有目擊者發現發病時間，需以患者最後確認正常的時間爲依據，來推論最大可能發生中風的時間。

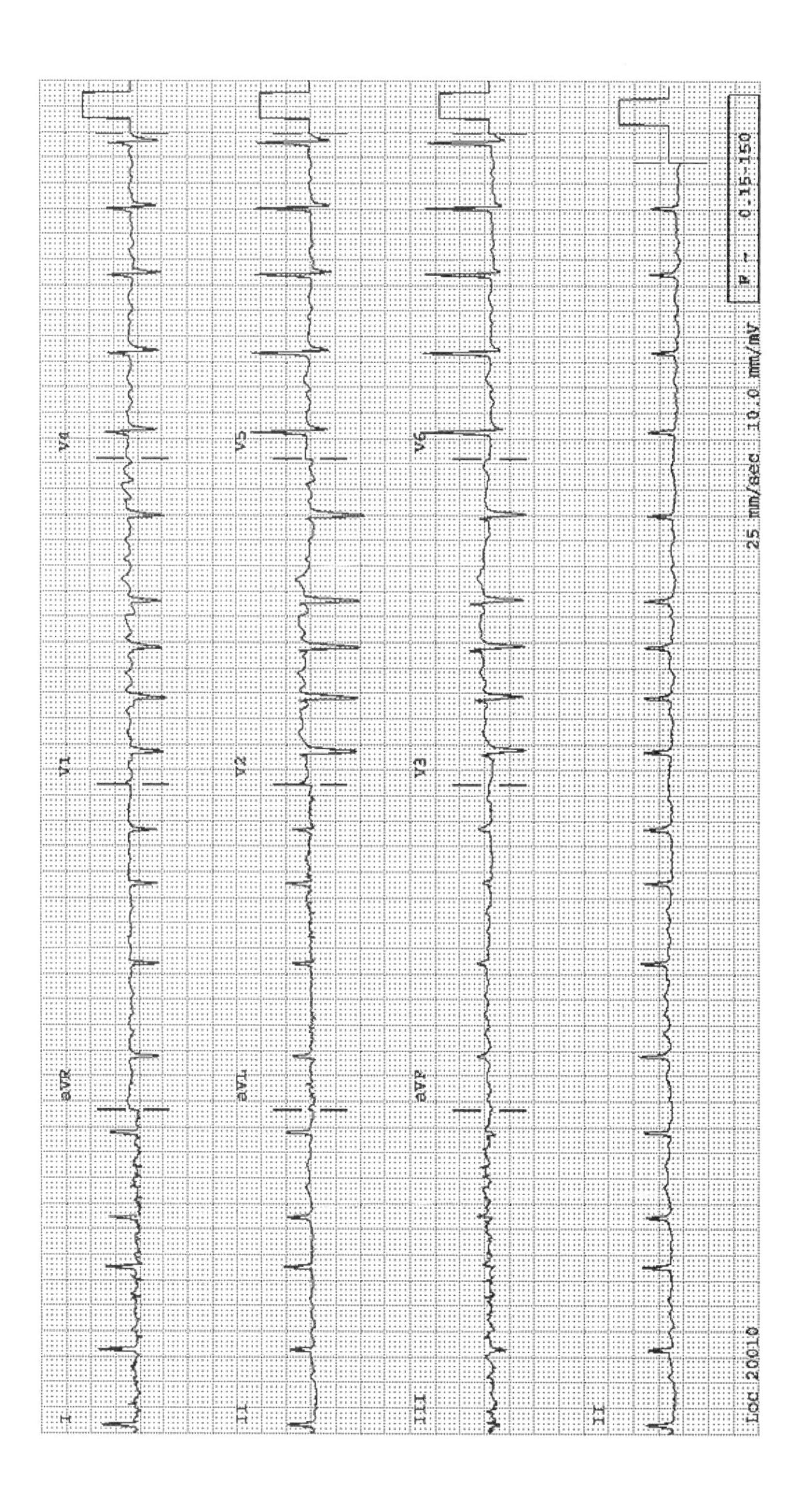
I
aVR
V1
V4
II
aVL
V2
V5
III
aVF
V3
V6
II
Loc 20010
25 mm/sec 10.0 mm/mV
F ~ 0.15-150

抽血檢查

邱金山　LAB　血液　速件
採檢時間：08:40 A.M.
備註：

項目名稱	結果值	單位	參考值範圍
【CBC】			
Hemoglobin	L 11.3	g/dL	13.0 – 18.0
HT	L 33.3	%	40.0 – 54.0
WBC	7.50	10^3/uL	4.00 – 10.00
WBC-DC			
Band	1.0	%	0.0 – 6.0
Neut	62.0	%	55.0 – 75.0
Eosin	1.0	%	0.0 – 5.0
Baso	0.0	%	0.0 – 1.0
Monocyte	10	%	0.0 – 10.0
Lymphocyte	25.0	%	20.0 – 40.0
Platelet	264	10^3/uL	140 – 450

邱金山　LAB　血液　速件
採檢時間：08:40 A.M.
備註：

項目名稱	結果值	單位	參考值範圍
【SERUM】			
Glucose AC	H 129	mg/dL	70 – 99
AST(GOT)	25	IU/L	15 – 41
CK	59	IU/L	38 – 397
Ammonia	59	ug/dL	19 – 60
BUN	15	mg/dL	8 – 20
Creatinine	0.9	mg/dL	0.4 – 1.2
GFR			
Age	65	y/o	
Estimated GFR (MDRD)			
公式 =175*Scr^-1.154*Age^-0.203*0.742(if female)			
Potassium	3.9	mEq/L	3.5 – 5.1
Sodium	144	mEq/L	136 – 144
Chloride	103	mEq/L	101 – 111

項 目 名 稱	結果值	單位	參考值範圍
Calcium	9.5	mg/dL	8.9 － 10.3
CKMB	0.8	ng/mL	<5.4 －
（從 2010 年 7 月 12 日起改為 CKMBmass Method，參考值同步變更）			
CKMB mass/Total CK	1.4	%	
Troponin-I	0.02	ng/mL	AMI Cutoff: <0.5 ng/mL URL(Upper reference limit): 0.04 ng/mL

邱金山　LAB　血液　速件
採檢時間：08:40 AM.
備註：

項 目 名 稱	結果值	單位	參考值範圍
【Coagulation】			
PT			
Patient	10.5	sec.	8.0 － 12.0
Control	11.0	sec.	
INR	1.00		<1.20 －
APTT			
Patient	25.5	sec.	23.9 － 35.5
Control	30.0	sec.	

■道具及器材：成人模型一具、SP扮演家屬、身體檢查結果、需準備正常的胸部X光與無顯影劑注射的頭部電腦斷層攝影。（需準備一張不打藥normal brain CT）

■評分說明：

1. 醫師可以適時且有效地處理病患健康問題 15%

- 跟家屬問候
- 表明自己身分
- 發現病患意識不清倒在床邊的時間點
- 能準確呈現出發現病人意識不清與last known well time的不同點
- 正確說出臨床診斷為腦中風

2. 醫師能表現出溝通技巧來達成與家屬有效的資訊交換 15%

- 我爸爸的檢查結果怎麼樣，要不要緊？
  - ◆抽血：明顯異常（回答輕微貧血、高血糖亦可）。
  - ◆電腦斷層：結果正常。
  - ◆心電圖：心律不整或心房顫動。
- 我爸爸是中風？可是醫生你剛剛不是才說腦部電腦斷層是正常的嗎？
- 缺血性中風在急性期的電腦斷層檢查可能為正常，並不能排除。

3. 醫師能理解醫療照護體系的資源與運作 35%

- 解釋加護病房轉入原則

  rt-PA治療後的病人需住在加護病房或有相同設施的病房單位至少24小時，以密切監視其血壓等生命徵象及昏迷指數。
- 回答重大傷病申請要求

  急性腦血管疾病，急性發作後一個月內由醫師逕行認定免申請證明。

4. 醫師能有效地整合所有資源，以提供最適當的醫療照護 35%

- 跨職系團隊：緊急會診神內以及解釋rt-PA使用原則
  - ◆我爸爸中風是什麼原因？跟他的心臟有沒有關係？

    心律不整，尤其是心房顫動是中風高度相關的危險因子。
  - ◆我爸爸現在中風那要怎麼治療？

    正確提及病人可能可以接受血栓溶解劑治療或緊急啓動神經科（腦中風）團隊評估，rt-PA不可使用於易發生出血之高危險患者。

● 社會服務體系：回答協助經濟問題

社會服務室本於耶穌基督愛人精神，以關懷弱勢為己任，運用社會工作專業知能，協助病人及家屬解決社會、心理、家庭、經濟等問題，助其發揮潛能、獲取資源、強化功能而能適應社會。除了個案服務外，也以跨團隊合作的方式滿足病人各面向需求。近年先後成立危機家庭醫療補助基金、早期療育基金、小兒血液腫瘤醫療基金等，以協助因疾病而衍生的醫療費用、短期生活困境等費用，助病人家庭順利完成醫療。另與臺北市社會局合作，提供中山區低收獨居長者送餐服務，進而成立弱勢銀髮族關懷基金，並倡導院內員工捐款。

三、SP 指引（劇本）

標準化病人指引：邱金山，65歲，男性。在病房內被發現突然昏迷。

考題說明

- ■測驗主題：病人照護、溝通技巧及制度下之臨床工作。
- ■演出任務：請與考生進行病史詢問及應對，之後詢問病情如何及治療方式。
- ■情境和起始姿勢：假人躺床，在健保3人病房，女兒說：「我剛剛 8 點半時，出去醫院外買早餐，回病房時發現爸爸倒在病床旁邊，意識不清。」
- ■情緒：邱爸爸意識不清，無法言語。邱小姐看來十分緊張擔心，一直呼喊著爸爸，但是爸爸都沒有什麼回應。
- ■人力和道具：成人模型一具、SP扮演家屬、身體檢查結果、胸部X光與無顯影劑注射的頭部電腦斷層攝影。

■演出時間：15 分鐘

回應考生原則

1. 被動接受詢問，若考生提出開放性問題，如：有沒有其他不舒服的地方？或還有沒有其他問題？可回答：我很擔心爸爸是不是心臟病發作。
2. 對於封閉式問題：你可以回答「沒有」、「不知道」、「忘記了」。

劇情摘要

（一）臨床資料

1. 基本資料：邱金山，65歲，男性。

2. 個案情境與主訴（由標準化病人主動告知）

女兒說:「我剛剛 8 點半時，出去院外買早餐，回病房時發現爸爸倒在病床旁邊，手腳都不能動且意識不清，右邊肢體無力。」

（二）病史詢問（學生問才回答）

1. 主要臨床症狀：意識不清，手腳不能動。

2. 現在病史：我昨天睡在病床旁邊，早上 7 點起來的時候看到爸爸已經醒了，而且剛刷牙洗臉完畢，我自己則是準備等一下要到醫院外面買早餐，7 點多的時候爸爸還躺在床上看新聞，我出門還特地看了一下，新聞播報上有時間顯示，當時是 7 點 50 分，正在播氣象預報，我 8 點半回到病房的時候，就發現爸爸斜躺在病床旁邊，我趕緊叫護士來幫忙，發現他怎麼叫都沒有反應，嘴巴只會發出哼哼嗯嗯的聲音，兩眼一直往左邊看，口水一直流出來，好像突然昏迷，且右邊肢體無力，不知道情況危不危險。

3. **過去病史**：爸爸過去曾經因心臟疾病，於 2 年前在馬偕醫院心臟內科門診接受高血壓、心臟病、心律不整與高血脂的藥物治療（Aspirin）與追蹤。住院前兩天爸爸覺得喘，而且吸不到空氣，但是沒有胸悶、端坐呼吸、腳腫、發燒、咳嗽、冒冷汗、腹痛或解尿困難的症狀。在急診室的時候血壓偏高（大約在 160/90 mmHg），其他的身體檢查並無異常。急診醫師給予心臟病的藥及氧氣治療之後，爸爸呼吸喘的症狀已經有改善。基於醫生懷疑是不是心臟疾病發作，所以就住院治療。
4. **個人史**：我們家比較窮，小時候都靠爸爸打零工維生。雖然他有抽菸，1 天 1 包，但不吃檳榔，以前常常會和朋友一起喝酒，但最近很少喝了。平常還可以跟鄰居一起去公園散步，但是走太遠容易喘。除了馬偕開的藥之外，沒有在吃什麼其他的保健食品或者維他命。
5. **婚姻或性生活**：已婚，但太太在一年前因中風過世，目前跟未出嫁的女兒一起住。
6. **其他病史**：爸爸現在好像人昏迷過去了，怎麼都叫沒有反應，嘴巴只會發出哼哼嗯嗯的聲音，兩眼一直往左邊看，口水一直流出來。

（三）劇本對白例句

病歷架構	醫師對 SP 的問題	SP 的回應
自我介紹與確認病患	邱小姐你好，我是（　）醫師。	醫生你好。
主訴	什麼時候發現爸爸意識不清倒在病房的？	我剛剛 8 點半時，出去院外買早餐，回病房時發現爸爸倒在病床旁邊，手腳都不能動且意識不清。我趕緊叫護士來幫忙，發現他怎麼叫都叫沒有反應，嘴巴只會發出哼哼嗯嗯的聲音，兩眼一直往左邊看，口水一直流出來，好像突然昏迷，且右邊肢體無力，不知道情況危不危險。
現在病史	出門前爸爸的情形還好嗎？	我要到醫院外面買早餐之前，7 點多的時候爸爸還躺在床上看新聞，我出門還特地看了一下，新聞播報上有時間顯示，當時是7點50分，正在播氣象預報，並沒什麼異狀。
	今天早上有看到爸爸起床後的樣子嗎？	我昨天睡在病床旁邊，早上 7 點起來的時候看到爸爸已經醒了，而且剛刷牙洗臉完畢，並沒有什麼情況發生。
	今天早上病房還有其他人在嗎？	沒有，旁邊都是空床。
		我爸爸的檢查結果怎麼樣？要不要緊？
		我爸爸是中風？可是醫生你剛剛不是才說電腦斷層是正常的嗎？
		我爸爸中風是什麼原因？跟他的心臟有沒有關係？
		我爸爸現在中風該怎麼處理才好？
		我爸爸現在昏迷不醒，要不要轉到加護病房治療？
		我爸爸的病這麼重，可不可以申請重大傷病？
	我會請護理師打電話去給社工師幫助你，了解你的問題和需求。提供醫院內和院外補助資源處理	醫生，我爸爸是不是要治療很久，可是我們家很窮怕沒有能力負擔醫療費用，不知道該怎麼辦才好？

3-4 評分設計

五、評分表

■教案題目：心臟內科病房突發腦中風　■受測者：＿＿＿＿＿

■教案編號：　■受測日期：＿＿＿＿

■教案類型：■病人照護　■專業知識　■人際關係及溝通技巧

■專業素養　■制度下之臨床工作　■從工作中學習及成長

ACGME 考核項目	本站考核內容	評分					
		5	4	3	2	1	N/A
2. 醫師可以適時且有效地處理病患健康問題 15%	1. 診察後發現病人意識不清與 last known well time 的不同點並診斷出中風						
5. 醫師能表現出溝通技巧來達成與家屬有效的資訊交換 15%	2. 能正確回答檢查結果並對家屬的疑問做詳細的解說（包括抽血、心電圖、電腦斷層）及腦部電腦斷層的疑問						
9. 醫師能理解醫療照護體系的資源與運作 35%	3. 解釋加護病房轉入原則回答重大傷病申請要求						
10. 醫師能有效地整合所有資源，以提供最適當的醫療照護 35%	4. 跨職系團隊：緊急會診神內以及解釋 rt-PA 使用原則 社會服務體系：回答協助經濟問題						
備註：		簽名：					

建議之及格標準：3級分；你認爲考生整體表現如何：

整體表現	說明	優秀 5分	良好 4分	及格 3分	及格邊緣 2分	不及格 1分	註解
	評分						

評分說明：

5 非常同意：表現值得讚許
4 同意：表現優良
3 普通：合乎期待
2 不同意：部分需改善
1 非常不同意：需大幅改善與檢討
N/A：無法針對此項目進行評估

心臟內科病房腦中風

■評分說明：Global rating

2. 醫師可以適時且有效地處理病患健康問題 15%

a. 跟家屬問候。

b. 表明自己身分。

c. 發現病患意識不清倒在床邊的時間點。

d. 能準確呈現出發現病人意識不清與last known well time的不同點。

e. 正確說出臨床診斷爲腦中風。

5	4	3	2	1
abcde		abc	a or b	

5. 醫師能表現出溝通技巧來達成與家屬有效的資訊交換 15%

我爸爸的檢查結果怎麼樣？要不要緊？

a. **抽血**：明顯異常（回答輕微貧血、高血糖亦可）。

b. **電腦斷層**：結果正常。

c. **心電圖**：心律不整或心房顫動。

我爸爸是中風？可是醫生你剛剛不是才說腦部電腦斷層是正常的嗎？

d. 缺血性中風在急性期的電腦斷層檢查可能為正常，但並不能排除。

5	4	3	2	1
abcd		abc	a or b or c	

9. 醫師能理解醫療照護體系的資源與運作 35%

解釋加護病房轉入原則

a. rt-PA治療後的病人需住在加護病房，或有相同設施的病房單位。

b. 住在加護病房至少24小時，以密切監視其血壓等生命徵象及昏迷指數回答重大傷病申請要求。

c. 急性腦血管疾病，急性發作後一個月內由醫師逕行認定免申請證明。

5	4	3	2	1
abc		ab	a	

10. 醫師能有效地整合所有資源，以提供最適當的醫療照護 35%

跨職系團隊：

a. 緊急會診神經內科以及解釋rt-PA使用原則。

我爸爸中風是什麼原因？跟他的心臟有沒有關係？

b. 心律不整，尤其是心房顫動是中風高度相關的危險因子。

我爸爸現在中風那要怎麼治療？

c. 正確提及病人可能可以接受血栓溶解劑治療或緊急啓動神經科（腦中風）團隊評估，rt-PA不可使用於易發生出血之高危險患者。

d. 社會服務體系：回答協助經濟問題。

5	4	3	2	1
abc		ab	a or b	

Chapter 4

腸胃內科病房：發燒病患會診感染科後之病情解釋

馬偕醫院感染科：黃增裕醫師

教案題目：腸胃內科病房——發燒病患（愛滋病人）會診感染科後之病情解釋

教案對象：■新制PGY2　□住院醫師R1升R2　□住院醫師R2升R3

教案類型：■病人照護　■專業知識　■人際關係及溝通技巧

■專業素養　■制度下之臨床工作　■從工作中學習及成長

4-1　教學目標

一、訓練目的及目標

學習如何對發燒病人的病史詢問、初步照護和治療。學習如何對病人解釋病情（特別是愛滋病人和家屬），同時訓練溝通技巧和安撫病人或家屬情緒。對病人說明愛滋病的檢驗方式和後續處理，並能維護病人隱私權和保密性。了解目前愛滋病人治療規定、相關補助，以及制度下之愛滋病人之醫療與社會資源。

二、教學重點

1. 學員有能力對發燒病人做病史詢問、初步照護和治療。

2. 學員能表現出溝通技巧和適時安撫病人或家屬情緒，來達成與病患有效的溝通及資訊交換。
3. 學員能明瞭愛滋病的檢驗方式和後續處理，對病人詳細說明並能維護病人的隱私權和保密性。
4. 學員能有效地整合所有資源，以提供病人最適當的醫療照護。

三、問題與討論

1. 請問你發燒病人（或愛滋病人）可能出現的臨床表現？有哪些危險因子？
2. 如果你在病房發現疑似愛滋病人，該如何處置？
   - ◆如何鑑別診斷疑似愛滋病人的臨床症狀？
   - ◆如何與疑似愛滋病人解釋病情及溝通，並說明愛滋病的相關檢驗？
   - ◆如何維護愛滋病人的隱私權和保密性？
   - ◆在目前制度下之愛滋病人之醫療與社會資源有哪些？

四、教材資源重點整理

（一）愛滋病之簡介

愛滋病就是後天免疫缺乏症候群（Acquired Immunodeficiency Syndrome, AIDS）的簡稱，是由愛滋病毒（HIV）所引起的疾病。愛滋病毒會破壞人體原本的免疫系統，使病患的身體抵抗力降低，當免疫系統遭到破壞後，原本不會造成生病的病菌變得有機會感染人類，嚴重時會導致病患死亡（伺機性感染）。

愛滋病的發病症狀變化極大，隨著依病患感染者的免疫力好壞、感染細菌的種類及感染部位的不同，會有不同的發病症狀。

譬如，感染到肺囊蟲就會引起肺炎症狀，感染到肺結核菌就會引起肺結核症狀，感染到口腔念珠菌就會引起念珠菌症狀。

愛滋病毒有三大傳染途徑：

1. 性行為傳染：

與愛滋病毒感染者發生口腔、肛門、陰道等方式之性交或其他體液交換時，均有受感染的可能。

2. 血液傳染：

⑴輸入或接觸被愛滋病毒汙染的血液、血液製劑。

⑵與感染愛滋病毒之靜脈藥癮者共用注射針頭、針筒或稀釋液。

⑶接受愛滋病毒感染者之器官移植。

3. 母子垂直感染：

嬰兒也會由其已感染病毒的母親在妊娠期、生產期，或因授乳而得到愛滋病毒。

愛滋病毒是需要透過體液、血液的交換，才有比較高的感染風險。愛滋病毒沒有辦法經由一般日常生活而感染，如糞便、尿液、口水、汗水等排泄物並不會造成感染。愛滋病毒不會經由蚊蠅等昆蟲叮咬而傳染。

（二）愛滋病人可申請的福利

愛滋病人可申請全國醫療服務卡，可享有中央主管機關部分補助的醫療費用。

五、基本訓練設備

SP 2位，1位扮演發燒（愛滋）病人，1位扮演發燒（愛滋）病人妻子，身體檢查、血液及生化報告、會診感染科醫師的資料。

六、參考資料

1. 衛生福利部疾病管制署，愛滋病防治工作手冊：諮詢及檢驗，2016。
2. 衛生福利部疾病管制署，愛滋病檢驗治療指引：成人愛滋病毒感染者之伺機性感染疾病預防及治療指引，2013。

重點筆試測驗題（4選1）

(4) 1. 下列何者不是病人得愛滋病的可能危險因素？

1. 輸血
2. 施打毒品
3. 不正常性行爲
4. 親吻

(3) 2.下列何者不是愛滋病人常見的伺機性感染？

1. 肺胞子囊蟲肺炎（PJP）
2. 肺結核
3. 梅毒
4. 巨細胞病毒感染（CMV infection）

(4) 3. 愛滋病人何時應使用抗病毒藥物治療？

1. CD4 <200
2. CD4 <350

3. 沒有伺機性感染時

4. 確定診斷愛滋病時

(1) 4. 愛滋病毒的主要傳染途徑是

1. 性行爲傳染

2. 接觸傳染

3. 飛沫傳染

4. 飲食傳染

(1) 5. 愛滋病毒在空窗期，病患體內病毒量爲何？

1. 病毒數量多，傳染力強

2. 病毒數量少，傳染力弱

3. 病毒數量多，傳染力弱

4. 病毒數量少，傳染力強

4-2　情境設置

一、告示牌

第＿2＿站

廖先生，發燒，52 歲

場景配置圖

1. 測驗站門口讀題區

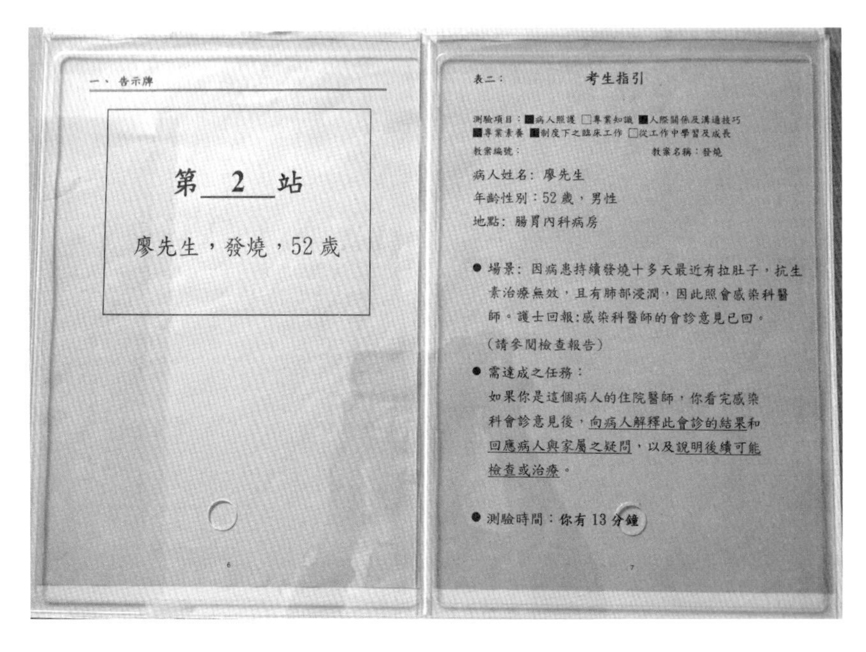
一、告示牌

第＿2＿站

廖先生，發燒，52 歲

6

表二：　　考生指引

測驗項目：■病人照護 □專業知識 ■人際關係及溝通技巧
■專業素養 ■制度下之臨床工作 □從工作中學習及成長

教案編號：　　教案名稱：發燒

病人姓名：廖先生

年齡性別：52 歲，男性

地點：腸胃內科病房

- 場景：因病患持續發燒十多天最近有拉肚子，抗生素治療無效，且有肺部浸潤，因此照會感染科醫師。護士回報：感染科醫師的會診意見已回。
  （請參閱檢查報告）
- 需達成之任務：
  如果你是這個病人的住院醫師，你看完感染科會診意見後，向病人解釋此會診的結果和回應病人與家屬之疑問，以及說明後續可能檢查或治療。
- 測驗時間：你有 13 分鐘

7

2. 因病患持續發燒10多天，最近有拉肚子，抗生素治療無效，且有肺部浸潤，因此照會感染科醫師。

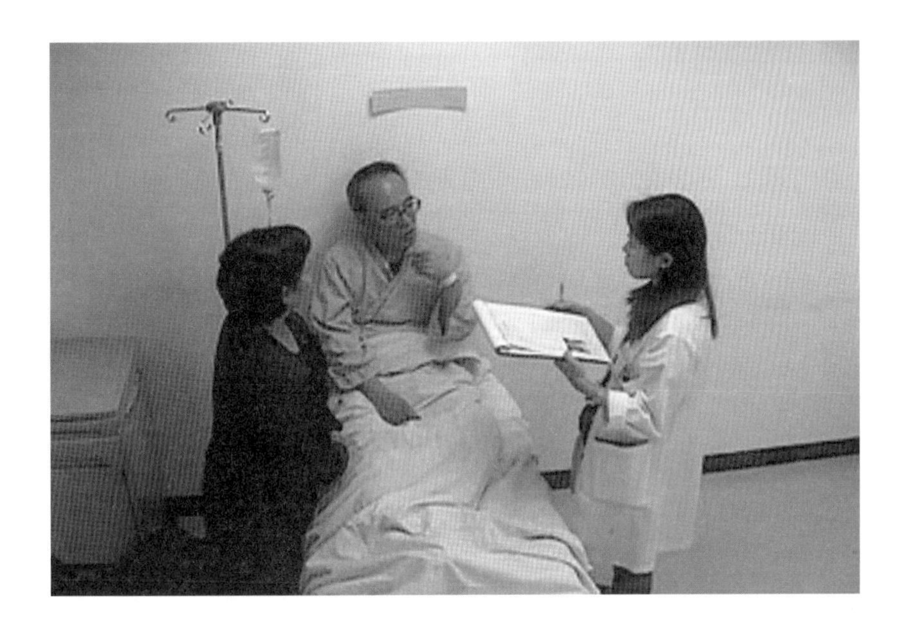

3. 考官觀察及測驗後回饋區。

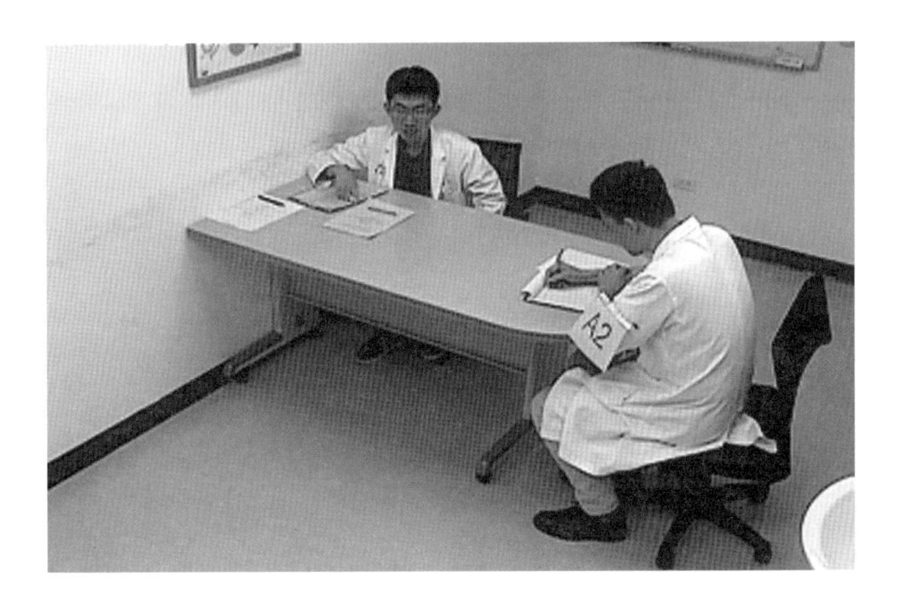

4-3 教案指引

一、考生指引

■ 背景資料：廖先生，52歲，男性。因病患持續發燒10多天，最近有拉肚子，抗生素治療無效，且有肺部浸潤，因此照會感染科醫師。護士回報：感染科醫師的會診意見已回。

（請參閱檢查報告）

■ 測驗主題：溝通技巧及制度下之臨床工作

- 需達成之任務：

  如果你是這個病人的住院醫師，你看完感染科會診意見後，向病人解釋此會診的結果和回應病人與家屬之疑問，以及說明後續可能的檢查或治療。

■ 測驗時間：13分鐘

相關檢查報告

（放置於診間桌面上）

生命徵象：體溫：38.5˚C；心跳：95/min；呼吸：22/min；血壓：140/80 mmHg
神經學檢查：意識清楚
頭頸部：正常，頸部柔軟不僵硬，沒有淋巴結
口腔咽喉：有些蛀牙，有白色斑點
胸部：呼吸時胸部正常起伏，呼吸音正常
心臟：規律心跳，沒有雜音
腹部：肝脾臟：沒有腫大，視診：正常　聽診：腸音正常
肛門：正常
皮膚：外觀正常、沒有疹子瘀青或斑點

血液檢查：

項目名稱	結果值	單位	參考值範圍
Hemoglobin	9.9	g/dL	13.0 － 18.0
WBC	4.30	10^3/uL	4.00 － 10.00
WBC-DC			
Neut	78.0	%	55.0 － 75.0
Eosin	1.0	%	0.0 － 5.0
Baso	0.2	%	0.0 － 1.0
Monocyte	8.5	%	0.0 － 10.0
Lymphocyte	12.3	%	20.0 － 40.0
Platelet	206	10^3/uL	140 － 450

CXR

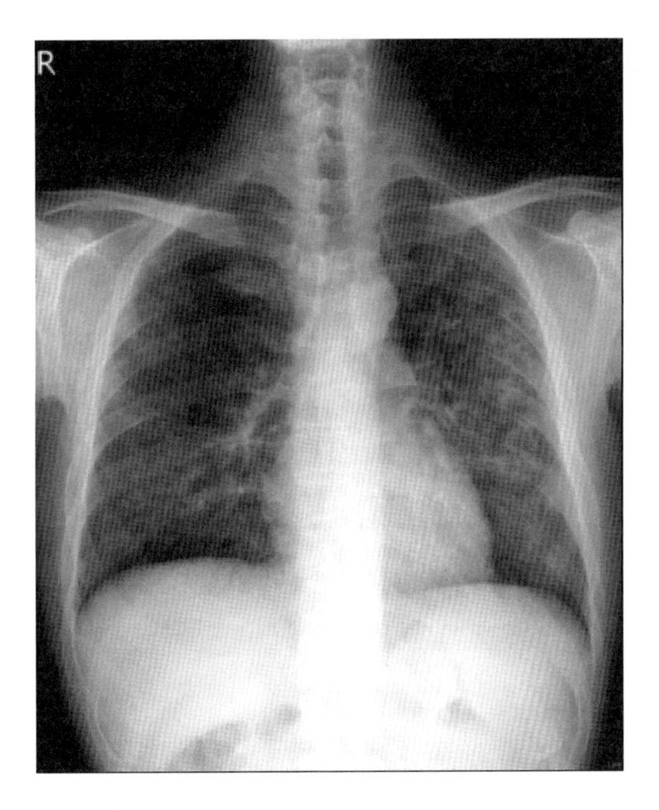

感染科醫師會診結果：高度懷疑愛滋病合併肺胞子囊蟲肺炎（PJP），應使用抗生素治療（trimethoprim-sulfamethoxazole），並做愛滋病相關檢驗。

二、考官指引

■評分重點提示

1. 本題之關鍵評核項目（critical decision point）爲____________，請特別留意、把關。
2. 本題預期一般學生之平均表現爲____________。（可依考題試考結果或由專家共識決定）
3. 請詳讀checklist項目、評分說明。
4. 考前共識時段，依據劇本及共識影片，協助確認標準化病人之演出能有效反應考題。
5. 其他應注意事項。

■測驗場景：腸胃內科病房

■標準化病人基本資料：廖先生，52歲，男性

■標準化病人起始姿勢：半坐臥式，家屬陪侍在旁

■病情摘要：

（一）個案情境與主訴（由標準病人主動告知）

斷斷續續發燒約 10 多天。

（二）病史詢問（學生問才回答）

1. 主要臨床症狀：請注意學生是否詢問以下問題。

斷斷續續發燒 10 多天。

2. 現在病史：10 多天前病人先有感冒症狀（症狀爲發燒、咳嗽、喉嚨痛，全身痠痛），到診所看病 3 次，打針吃藥後症狀有好轉，咳嗽喉嚨痛、全身痠痛都有好一些，但仍然斷斷續續發燒，這幾天爬樓梯或走遠一點會覺得喘，沒有頭痛、解尿疼痛、腹痛、關

節痛或紅疹。還有這幾天拉肚子很厲害，所以住院進一步檢查和治療。

3. **過去病史：**以前有鼻中膈彎曲，接受過矯正手術。沒有其他特別毛病，最近也沒有受傷過。沒有對任何藥物過敏。
4. **家族史：**父母健在，和父母同住一起，父母有高血壓但沒有遺傳疾病。獨子，已婚，太太目前身體健康，是職業婦女，從事會計工作。有 1 個兒子，小學三年級。
5. **藥物史：**沒有。
6. **過敏史：**沒有對任何藥物過敏。
7. **開刀史：**沒有開過刀。

（三）理學檢查

生命徵象：體溫：38.5℃；心跳：95/min；呼吸：22/min；
血壓：140/80 mmHg

神經學檢查：意識清楚

頭頸部：正常，頸部柔軟不僵硬，沒有淋巴結

口腔咽喉：有些蛀牙，有白色斑點

胸部：呼吸時胸部正常起伏，呼吸音正常

心臟：規律心跳，沒有雜音

腹部：肝脾臟：沒有腫大；視診：正常；聽診：腸音正常

肛門：正常

皮膚：外觀正常、沒有疹子、瘀青或斑點

血液檢查：

項 目 名 稱	結果值	單位	參考值範圍
Hemoglobin	9.9	g/dL	13.0 － 18.0
WBC	4.30	10^3/uL	4.00 － 10.00
WBC-DC			
Neut	78.0	%	55.0 － 75.0
Eosin	1.0	%	0.0 － 5.0
Baso	0.2	%	0.0 － 1.0
Monocyte	8.5	%	0.0 － 10.0
Lymphocyte	12.3	%	20.0 － 40.0
Platelet	206	10^3/uL	140 － 450

CXR

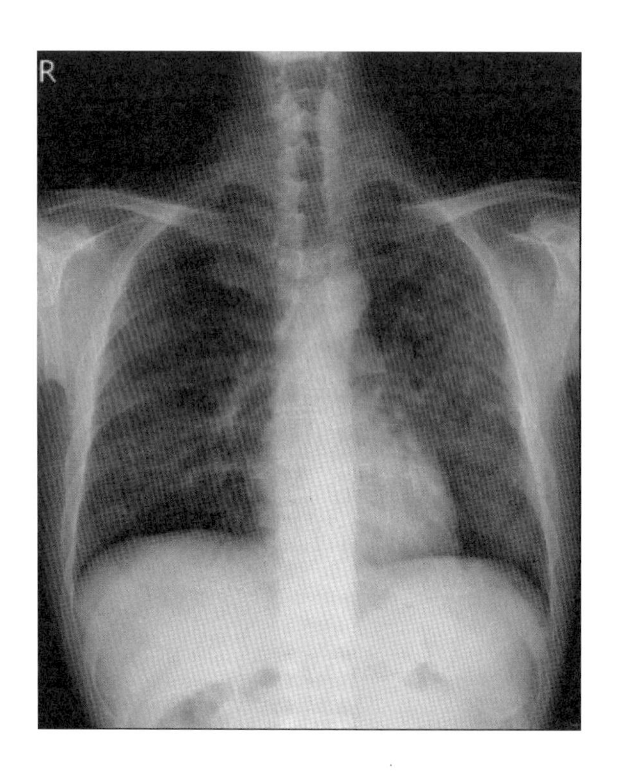

感染科醫師會診結果：高度懷疑愛滋病合併肺胞子囊蟲肺炎（PJP），應使用抗生素治療（trimethoprim-sulfamethoxazole），並做愛滋病相關檢驗。

三、SP 指引（劇本）

標準化病人指引：廖先生，52歲，男性。

考題說明

■測驗主題：人際關係及溝通技巧、專業素養、制度下之臨床工作。

■演出任務：請與考生進行溝通及對話。

■情境和起始姿勢：胃腸內科病房。中年微胖體型，個性外向、和善。

■情緒：心情略為緊張，因為斷斷續續發燒多日，但查不出原因，心情有點不悅。

■人力和道具：男性和女性SP各 1 名。

■演出時間：15 分鐘。

回應考生原則

1. 被動接受詢問，若考生提出開放性問題如：有沒有其他不舒服的地方？或還有沒有其他問題？可回答：現在人覺得比較虛弱或有些累，頭暈暈的，有一點發燒，口有點乾等。
2. 對於封閉式問題：你可以回答「沒有」、「不知道」、「忘記了」。

劇情摘要

（一）臨床資料

1. 基本資料：廖先生，52歲，男性。

2. 個案情境與主訴（由標準化病人主動告知）

斷斷續續發燒 10 多天。

（二）病史詢問（學生問才回答）

1. 現在病史：10 多天前病人先有感冒症狀（症狀為發燒，咳嗽，喉嚨痛，全身痠痛），到診所看病3次，打針吃藥，之後症狀雖有好轉，咳嗽、喉嚨痛、全身痠痛有好一些，但仍然斷斷續續發燒，這幾天爬樓梯或走遠一點會覺得喘。還有這幾天拉肚子好幾次（每天約5~6次），不過沒有頭痛、解尿疼痛、腹痛、關節痛或紅疹，所以住院進一步檢查和治療。

2. **過去病史**：以前有鼻中膈彎曲，接受過矯正手術。沒有其他特別毛病，最近也沒有受傷過。沒有對任何藥物過敏。
3. **家族史**：父母健在，和父母同住一起，父母有高血壓，但沒有遺傳疾病。獨子，已婚，太太目前身體健康，是職業婦女，從事會計工作。有一個兒子，小學三年級。
4. **藥物史**：沒有。
5. **過敏史**：沒有對任何藥物過敏。
6. **開刀史**：沒有開過刀。

（三）理學檢查

生命徵象：體溫：38.5℃；心跳：95/min；呼吸：22/min；
血壓：140/80 mmHg

神經學檢查：意識清楚

頭頸部：正常，頸部柔軟、不僵硬，沒有淋巴結

口腔咽喉：有些蛀牙，有白色斑點

胸部：呼吸時胸部正常起伏，呼吸音正常

心臟：規律心跳，沒有雜音

腹部：肝脾臟：沒有腫大，視診：正常；聽診：腸音正常

肛門：正常

皮膚：外觀正常、沒有疹子、瘀青或斑點

劇本對白例句

病歷架構	醫師對 SP 的問題	SP 的回應
自我介紹與確認病患	廖先生你好，我是（　）醫師。	（　）醫師你好。
主訴	你這次為什麼來住院？哪裡不舒服？	斷斷續續發燒約 10 多天。
現在病史	發燒是什麼時候發生的，幾度？多久了？	沒有固定，白天、晚上都會發燒，37 度多至 38 度多，約 10 多天
	發燒時有沒有其他症狀？是否有胸悶或胸痛？咳嗽？呼吸不順或會喘？	10 多天前先有感冒症狀（症狀為發燒，咳嗽，喉嚨痛，全身痠痛），到診所看病 3 次，打針吃藥後症狀有好轉，咳嗽、喉嚨痛、全身痠痛有好一些，仍然斷斷續續發燒，這幾天爬樓梯或走遠一點會覺得喘。
	有沒有頭痛或頭暈？頸部僵硬？	沒有
	是否有腹痛、腹瀉或腸胃道症狀？	這幾天拉肚子好幾次（每天約 5、6 次），但沒有肚子痛。
	是否有解尿疼痛、灼熱感或頻尿症狀？	沒有
	是否有關節肌肉酸痛或疼痛？	沒有
	最近皮膚是否有紅疹、丘疹、不正常斑點或傷口？	沒有
	最近有去醫院或診所看病嗎（醫生說什麼或診斷是什麼）？以前有得過什麼疾病？有住院或開刀史嗎？有輸血經驗嗎？	有去住家附近診所看過 3 次（醫生說是小感冒，火氣大）。沒有任何過敏史。以前有鼻中膈彎曲，接受過矯正手術，但沒有其他疾病或住院或輸血過。
	最近有被蚊蟲叮咬或動物咬傷過嗎？	沒有
	是否已結婚？是否有過不安全性行為（何時）？有固定性伴侶嗎？	已結婚，這幾年偶爾應酬會去酒店，有幾次不安全性行為（不定時），都沒有戴保險套
	有沒有抽菸？抽多久？抽多少？有沒有常喝酒？每次多少量？	有，平常每天抽半包已經 10 多年了，我知道該戒菸，可是很難戒。因為作生意，偶爾和朋友喝幾罐啤酒。
藥物史	是否有施打或食用禁藥（如嗎啡或安非他命等）？	沒有
寵物飼養	最近是否和動物或鳥類接觸過？或是家中有養動物或鳥類？你現在住哪裡？周遭環境如何？附近是否有農場或有人養動物或鳥類等？	住淡水竹圍公寓，家裡養 1 隻貓和 1 隻狗。

病歷架構	醫師對 SP 的問題	SP 的回應
旅遊史	最近是否曾出國過？去哪裡遊玩或到過海邊或山區？	沒有
病人照護		
醫師富有愛心、關懷和同理心來照顧病患	注意病人和家屬情緒感受。有同理心、關懷的行為（發燒很不舒服，你一定有很多疑問，我們會盡力檢查，有結果馬上告訴你）。 發燒的原因有許多，可能是細菌或病毒感染，可能是自體免疫疾病，或是代謝性疾病，或是癌症，需要進一步檢查（或特殊檢驗）。	太太：請問醫師我先生發燒的原因到底是什麼問題？怎麼住院都已經一個禮拜了還查不出來？
醫師能表現出溝通技巧來達成與病人、家屬有效的資訊交換	你的症狀可能是一般的感冒或是細菌感染，你的病情不能等，一般會先給予抗生素治療，並做進一步檢查（會再主動詢問病人相關病史，如藥物史、旅遊史、性行為等）。	你們一直幫我打抗生素可是燒都沒有退，會不會還有什麼問題你們沒看出來？
專業素養		
維護病人隱私權和保密性	考慮請家屬出去，或私底下另外找時間對病人說明。 你的報告也有可能是不尋常的病毒感染，其中包括愛滋病毒在內，你是否聽過愛滋病毒呢……因為和你的症狀也許有關。我們也有會診感染科醫師，他們有建議做進一步檢查。 感染科建議你要做愛滋病毒檢驗。	如考生有請家屬（太太）先出去時需配合；如沒有，則仍然留在病房。
溝通技巧和病人照護	應解釋愛滋病感染途徑及常見的症狀，因病人臨床症狀應列入可能的鑑別診斷，且感染科會診後已高度懷疑（發燒多日，不正常性行為，走路會喘且 X 光片異常，口腔斑點），所以需要做愛滋病毒檢驗。 尊重病人說話並給予委婉說明，用同理心關懷，安撫病人和家屬。	如考生有請家屬（太太）先出去時，需配合；如沒有，則仍然留在病房。 怎麼可能？我沒有做什麼壞事怎麼會得愛滋？你們一定弄錯了。 我為什麼需要做愛滋病毒檢驗？有什麼理由或原因？
醫師富有愛心、關懷和同理心來照顧病患	考生：取得病人同意後請太太進入。 考生：先適時安撫太太情緒（還不一定，而且早點找出原因並解決問題），視情況說明因先生應酬後曾經有不安全性行為，需再做進一步檢查確認。	太太：情緒震驚否認（我先生很老實對家庭很照顧，我們夫妻感情很好，先生不會亂來，怎麼怎能得愛滋？ 太太：生氣怒罵先生為什麼這樣？ （如考生未請家屬迴避也必須呈現此對話）

病歷架構	醫師對 SP 的問題	SP 的回應
知情同意	讓病人了解愛滋病檢驗的意義，而且沒有病人的同意（書面或口頭），不會進行任何檢驗（如愛滋病毒篩檢等）。 （如果病人拒絕）應委婉說明目前是初步診斷（懷疑），還未確定。我知道你很難接受，如果你拒絕檢測，必要時醫院按規定會進行相關的傳染病（愛滋病）通報。 告知病人也可以去其他醫院檢查，或做匿名檢驗（篩檢）都可以，最重要的是做檢查和追蹤。	做了愛滋病毒檢查許多人就會知道，病人猶豫是否應該做或不想做？（或病人直接拒絕） 我可以去其他醫院做檢驗嗎？有沒有其他方法可以檢查？
	你們夫妻有性生活，所以你太太有感染愛滋病毒的疑慮，我們建議你太太也需要做愛滋病相關檢驗，也需徵得她的同意，至於其他家人我們可以先保密。除非你同意，我們不會告訴你公司或任何朋友。	可不可以不要讓家人及太太同事知道嗎？會通報我的公司嗎？
溝通技巧和病人照護	安撫病人，別擔心。告知病人各項檢查的時間與後續流程（院內抽血檢驗愛滋病的種類和流程），準確率很高。	要怎麼作愛滋病的檢驗？需要多久時間？會不會驗錯？準確嗎？
醫師能回應對病人需求的責任	日常生活都不需要隔離，和平常生活一樣吃飯、洗衣，不用分開（除非有血液或體液沾到，需分開清洗消毒或丟掉）。夫妻性生活需要帶保險套。	太太：我會不會被感染，以後是不是要分房睡？需要隔離嗎？ 太太：我們家的衣服或碗筷要分開洗嗎，吃飯要分開嗎？
制度下之臨床工作		
	有談到個案管理師的協助。	聽說愛滋病是種傳染病？要被隔離嗎？有問題要找誰來諮詢？會早死嗎？
	有談到疾管局或全民健保支付或補助的相關規定。	愛滋病治療需要花很多錢吧？是不是重大疾病？政府有補助嗎？
	有談到其他提供愛滋病預防、醫療與支持團體的資訊及建議。	
	有談到醫療照護體系的資源，如藥師、營養師、社工師等跨職系團隊。	

4-4 評分設計

五、評分表

■教案名稱：發燒　　■受 測 者：＿＿＿＿＿＿

■教案編號：　　■受測日期：＿＿＿＿＿＿

■測驗項目：■病人照護　□專業知識　■人際關係及溝通技巧
■專業素養　■制度下之臨床工作
□從工作中學習及成長

ACGME 考核項目	本站考核內容	評分					
		5	4	3	2	1	N/A
1. 醫師富有愛心、關懷和同理心來照顧病患 10%	1. 自我介紹，傾聽，以開放性問題詢問，用病人聽得懂的話，運用同理心回應問題，向病人說明可能進行的檢查、為什麼需要做、可能的結果，或未來可能的治療。10%						
2. 醫師能適時且有效處理病人健康問題 20%	2. 詢問病人得愛滋病的可能危險因素：如輸血、施打毒品、不正常性行為或其他。10%						
	3. 說明需要傳染病通報，並提到愛滋病相關法律，簡單說明愛滋病的治療方式。10%						
5. 能表現出溝通技巧來達成與病人、家屬有效的資訊交換 20%	4. 適時安撫病人或家屬的情緒來減輕焦慮和不安，能同理病人的感受，與病人建立關係，引導病人說出對主訴的看法，表達與病人一起努力解決問題。10%						
	5. 告知病人愛滋病毒是需要透過體液、血液的交換才會感染。愛滋病毒不會經由一般日常生活而感染，如糞便、尿液、口水、汗水等排泄物並不會造成感染。愛滋病毒也不會經由蚊蠅等昆蟲叮咬而傳染。10%						

ACGME 考核項目	本站考核內容	評分					
		5	4	3	2	1	N/A
7. 醫師能尊重病人，割捨私利，回應對病人與社會需求的責任 20%	6. 讓病人了解愛滋病毒檢驗的原因和意義，而且沒有病人的同意（書面或口頭），不會進行任何檢驗（如愛滋病毒篩檢等）。10%						
	7. 告知病人各項檢查的時間與後續流程（院內愛滋病檢驗的種類和流程），或可到其他醫院檢查，或做匿名篩檢。 10%						
8. 醫師能堅守倫理原則，及對不同病人族群具有敏感度 10%	8. 維護病人的隱私權和保密性，讓病人了解不會外洩資料，並確保相關醫療人員應了解保密對病人的重要性（向病人說明）。10%						
9. 醫師能理解醫療照護體系的資源與運作 10%	9. 有談到疾管局或全民健保支付或補助的相關規定。10%						
10. 醫師能有效地整合所有資源，以提供最適當的醫療照護 10%	10. 有談到提供愛滋病預防、醫療與支持團體的資訊及建議，有談到愛滋病個案管理師的協助，有談到醫療照護體系的資源，如藥師、營養師、社工師等跨職系團隊。 10%						
備註：		簽名：					

整體表現	說明	差 1分	待加強 2分	普通 3分	良好 4分	優秀 5分
	評分					

評分說明：

5 非常同意：表現值得讚許

4 同意：表現優良

3 普通：合乎期待

2 不同意：部分需改善

1 非常不同意：需大幅改善與檢討

N/A：無法針對此項目進行評估

Chapter 5

心臟內科病房——緊急血液透析治療

馬偕醫院腎臟內科：林承叡醫師

教案題目：心臟內科病房——緊急血液透析治療

教案對象：■新制PGY2　□住院醫師R1升R2　□住院醫師R2升R3

教案類型：■病人照護　■專業知識　■人際關係及溝通技巧

■專業素養　■制度下之臨床工作　■從工作中學習及成長

5-1　教學目標

一、訓練目的及目標

具備判斷腎臟衰竭可能出現的併發症與臨床表徵，學習如何跟病人解釋臨床生化數值、訓練溝通技巧，並說服病人接受緊急血液透析治療；同時了解目前可選擇之透析模式與簡單操作過程以及制度下之透析病人可申請之資源與福利。

二、教學重點

1. 學員可以適時且有效地處理腎臟衰竭病患可能出現的併發症。
2. 學員能表現出溝通技巧來達成與病患有效的溝通及資訊交換。

3. 學員能理解透析醫療照護體系的資源與運作。
4. 學員能有效地整合所有資源，以提供病人最適當的醫療照護。

三、問題與討論

1. 請問你腎臟衰竭可能出現的臨床表徵？有哪些可能的併發症？
2. 萬一你在病房發現病患出現與腎臟衰竭有關的臨床症狀，知不知道該如何處置？
   - 如何判斷病患出現的臨床症狀是因腎臟衰竭所引起的？
   - 如何與病患解釋病情及溝通並說服接受後續處置？
   - 何種處置是緊急且必要的治療方式？
   - 長期透析可選擇之透析模式與其適用的對象爲何？
   - 在目前制度下之透析病人可申請之資源與福利有哪些？

四、教材資源重點整理

（一）腎衰竭與治療之簡介

腎衰竭是指腎臟的組織或結構遭到損壞，造成功能喪失，而無法排除體內含氮廢棄物；也無法維持體內水分、電解質及酸鹼值的恆定。可分爲急性和慢性兩種狀況：

1. 急性腎損傷（Acute Kidney Injury）

急性腎損傷是一種症候群，常發生在嚴重感染、血液容積不足、心血管系統衰竭、休克、藥物或顯影劑不當使用及尿路阻塞等情形，導致腎元的過濾功能在數天或數小時突然降低，腎臟維持體內環境恆定能力受到影響。臨床上會出現腎功能不全和尿毒症候群，如食慾不振、噁心、嘔吐、皮膚搔癢、疲倦、嗜睡，甚至昏迷和腸胃出血等症狀。

當腎功能開始受損而未達到恆定狀態前，屬於早期的急性腎衰竭，臨床上不容易診斷，而且死亡率沒有隨著醫學的進步而下降。如果能夠對高危險群採取預防措施、早期診斷治療，協助病友在穩定的血流動力學狀況下，接受適當治療可以幫助改善急性腎損傷的預後。

2. 慢性腎病變（Chronic Kidney Disease）

慢性腎病變是指腎功能在幾個月或幾年間逐漸衰退，腎衰竭進行速率依不同病因而有不同。臺灣地區引起慢性腎衰竭的原因，例如腎臟實質疾病（包括腎絲球腎炎、腎間質性腎炎、腎盂腎炎等），系統性疾病如糖尿病、紅斑性狼瘡、多發性骨髓、高血壓、心衰竭和其他代謝性結締組織病變，以及阻塞性腎病變和逆流性腎病變等等。早期幾乎沒有症狀而未能察覺，有些病人直到快要洗腎才被發覺。適當的飲食控制和藥物治療可以延緩腎功能惡化的速度。

目前慢性腎病變可分五期，如果腎衰竭進行到第四期、第五期，腎功能約爲正常值的10%~20%，已是相當嚴重的程度，臨床上可能出現頻尿、夜尿、貧血、倦怠、虛弱、畏寒，檢驗時會出現高血氮、高血磷、低血鈣和代謝性酸中毒。如果腎功能衰退到正常值的10%以下，此時血中尿毒氮（BUN）可能高達100mg/dl，而肌酸酐（Cr）在8~10mg/dl以上，已進入末期腎病變（end stage renal disease）。尿毒症狀將更加明顯，影響到全身各組織系統。

（二）緊急透析的適應症

1. 寡尿症（<500cc/day）持續24小時

2. 無尿症（<50cc）持續12小時
3. 嚴重酸血症（pH<7.1~7.2）
4. 高血鉀症（K+>6.5 mEq/L）
5. 氮血症（BUN>85 mg/dl）
6. 急性肺水腫
7. 尿毒性心包膜炎
8. 尿毒性腦病變

（三）透析治療方式

1. 血液透析

俗稱「洗腎」利用血液透析機及人造透析器（人工腎臟），將病人的血液流經血液透機，過濾其血液中的廢物及過多的水分。每週需至透析中心進行3次透析治療，每次透析時間爲4小時。可以臨時透析管路double lumen、Hickman catheter或透析瘻管做爲洗腎之血管通路。

2. 腹膜透析

俗稱「洗肚子」，藉由腹膜透析導管將透析液灌入肚子。利用人體的自然構造——腹膜做爲半透膜，清除身體過多的水分及代謝廢物。病人不用至透析中心，只要在家中或適當場所，一天自行操作4~5次換液，每次換液約20~30分鐘，在每次換液時，先將腹腔內含廢物的透析液引流出來，再灌入新鮮透析液，新鮮透析液在腹腔內停留4~6小時，進行廢物清除後，才需再進行下次換液，所以這段期間可以上班、上學、從事家事、買菜活動等。引流及灌入透析液的腹膜透析導管是以外科手術將導管由腹壁植入腹腔。

（四）該如何選擇適合的透析方式

可依照病人本身的生理狀況、居家環境、自我照顧能力及家人的支持系統來做決定。整體而言，腹膜透析較經濟方便，並能減少扎針之苦，在家中就可以自行執行透析，且能保有較久的殘餘腎功能（保有排尿功能）。如病人若是年紀輕、學生、上班族、未來想接受腎臟移植或行動不便家中有專人照護者，腹膜透析是最佳的選擇。

（五）如何說服接受透析治療

當病患處於腎衰竭面臨到要洗腎時，內心會充滿許多恐懼、矛盾與掙扎。病人一般接觸到有關洗腎之資訊，多半是片面及不正確的資訊。我們可以先安排暫時性透析治療，視病人的情況再安排後續之治療；若接受透析後病患症狀得到改善，病人就會願意接受長期透析治療。此外，病人不肯接受透析也可能是因擔心會衝擊經濟、影響工作與收入。早期洗腎需自費，媒體常報導有些人因長期洗腎而傾家蕩產，這種印象還烙印在許多民眾的心中。目前洗腎有健保給付；也有重大傷病卡可降低醫療費用。若年輕患者也可選擇腹膜透析，可大大降低因洗腎對工作的衝擊。同時也可會診社工師及邀請腎友與病人溝通。

（六）末期腎病變病人可申請的福利

長期透析病人可申請洗腎重大傷病卡、身心殘障手冊（極重度）、身心殘障者生活補助、殘障失能給付（或年金）、身心殘障保費補助、身心障礙照顧者津貼等多項政府提供之社會福利。

五、基本訓練設備

SP一位扮演腎衰竭患者、身體檢查之血液及生化報告、會診腎臟科醫師的資料。

六、參考資料

1. Slinin Y, Greer N, Ishani A, MacDonald R. Olson C, Rutks I, Wilt TJ. Timing of Dialysis Initiation, Duration and Frequency of Hemodialysis Sessions, and Membrane Flux: A Systematic Review for a KDOQI Clinical Practice Guideline. Am J Kidney Dis 2015; 66: 823-36
2. 2015臺灣慢性腎臟病臨床診療指引。

重點筆試測驗題（4 選 1）

(4) 1. 下列何者不是緊急血液透析之適應症?

1. 急性肺水腫
2. 高血鉀症
3. 嚴重氮血症
4. 嚴重鹼血症

(4) 2. 下列何者不是長期透析治療之模式

1. 血液透析
2. 腹膜透析
3. 高通量血液透析
4. 血漿置換術

(1) 3. 一名30歲的女性因紅斑性狼瘡而導致末期腎病變，面臨終身洗腎，最佳的透析模式之選擇爲

1. 腹膜透析
2. 血液透析
3. 雙重過濾術
4. 血液灌洗術

(4) 4. 小王因痛風而長期服用止痛藥，導致腎衰竭而住院，面臨需緊急洗腎治療。然而，任憑醫師怎麼說明，小王仍不願接受透析治療；分析可能的原因有哪些？

1. 害怕因洗腎而失去工作
2. 害怕洗腎要花很多錢
3. 害怕一旦洗腎後人生就變黑白的
4. 以上皆是

(3) 5. 陳伯伯罹患糖尿病已長達30年之久，於上星期開始接受定期血液透析治療，因爲家境不好欲尋求社會補助，可申請下列社會福利，除了

1. 重大傷病卡
2. 身心障礙手冊
3. 巴氏量表申請
4. 殘障失能給付

5-2 情境設置

一、告示牌

第 3 站

張小姐，喘，48 歲

場景配置圖

1. 測驗站門口讀題區。

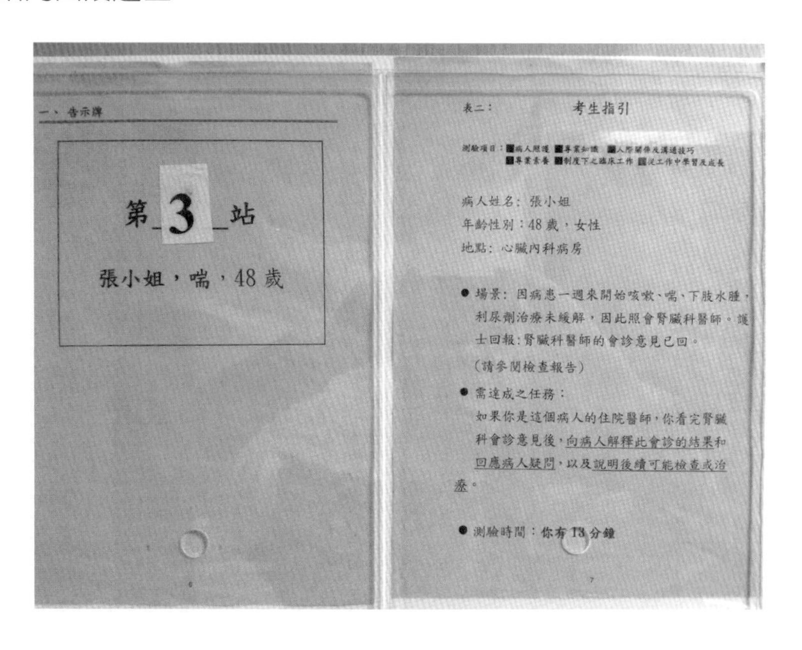

一、告示牌

第 3 站

張小姐，喘，48 歲

表二： 考生指引

測驗項目：■病人照護 ■專業知識 ■人際關係及溝通技巧 ■專業素養 ■制度下之臨床工作 ■從工作中學習及成長

病人姓名：張小姐

年齡性別：48 歲，女性

地點：心臟內科病房

● 場景：因病患一週來開始咳嗽、喘、下肢水腫，利尿劑治療未緩解，因此照會腎臟科醫師。護士回報：腎臟科醫師的會診意見已回。

（請參閱檢查報告）

● 需達成之任務：

如果你是這個病人的住院醫師，你看完腎臟科會診意見後，向病人解釋此會診的結果和回應病人疑問，以及說明後續可能檢查或治療。

● 測驗時間：你有 13 分鐘

2. 因病患一週來開始咳嗽、喘、下肢水腫，利尿劑治療未緩解，因此照會腎臟科醫師。

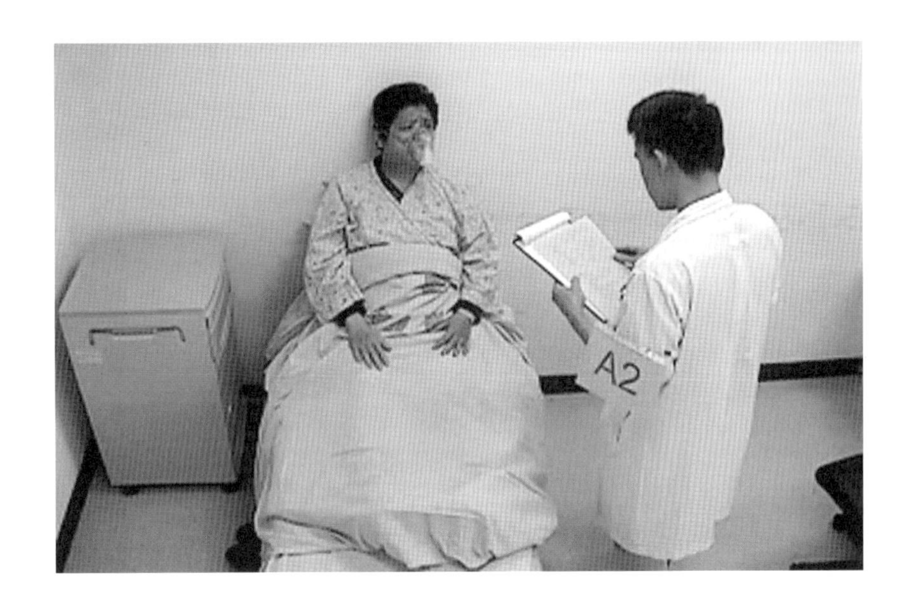

3. 考官回饋。

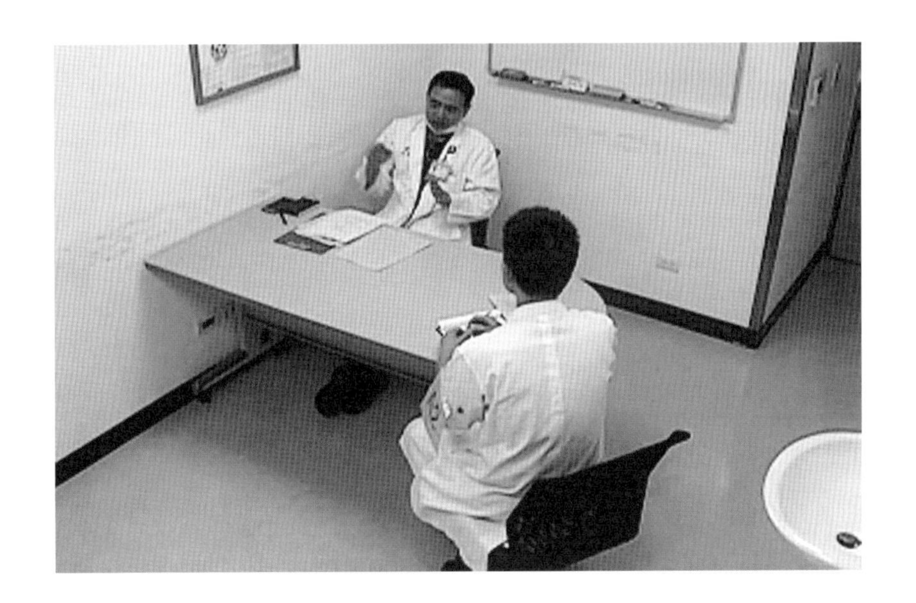

5-3 教案指引

一、考生指引

■背景資料：

- 病人姓名：張小姐
- 年齡性別：48歲，女性
- 地點：心臟內科病房
- 場景：因病患1週來開始咳嗽、喘、下肢水腫，利尿劑治療未緩解，因此照會腎臟科醫師。護士回報：腎臟科醫師的會診意見已回。（請參閱檢查報告）

■測驗主題：

如果你是這個病人的住院醫師，你看完腎臟科會診意見後，向病人解釋此會診的結果和回應病人與家屬之疑問，以及說明後續可能的檢查或治療。

■測驗時間：13分鐘

相關檢查報告

（放置於診間桌面上）

生命徵象：體溫 :36.5˚C；心跳：105/min；呼吸：34/min；血壓：165/100 mmHg
神經學檢查：意識清楚
頭頸部：正常，頸部柔軟、不僵硬，沒有淋巴結
眼睛：conjunctiva: anemic
口腔咽喉：正常
胸部：呼吸急促，聽診雙下側肺葉囉音 (rales)
心臟：心搏規則且快速 (聽診出現第三心音)
腹部：肝脾臟 : 沒有腫大，視診：正常　聽診：腸音正常
皮膚：下肢水腫 3+

血氧檢查

項目名稱	結果值	單位	參考值範圍
【Blood Gas】			
pH	LL 7.32		7.350 – 7.450
pCO_2	L 29	mmHg	32 – 45
pO_2	H 105	mmHg	75 – 100
HCO_3	L 16	mmol/L	20 – 26
B.E.	L -8.9	mmol/L	-2.0 – 2.0
SaO_2	98.0	%	

血液檢查

項目名稱	結果值	單位	參考值範圍
Hb	LL 5.6	g/dL	11.0 – 16.0
HT	L 16.7	%	34.0 – 50.0

生化檢查

項目名稱	結果值	單位	參考值範圍
AST(GOT)	H 51	IU/L	15 – 41
CK	H 404	IU/L	38 – 397
Troponin-I	0.01	ng/mL	AMI Cutoff: <0.5 ng/mL
BUN	*Critical HHH 139	mg/dL	8 – 20
Creatinine	*Critical HHH 13.6	mg/dL	0.4 – 1.2
GFR			
AGE	47	y/o	
Estimated GFR(MDRD)	2.9	mL/min	
公式 =175*Scr^-1.154*Age^-0.203*0.742(if female)			
K	H 5.7	mEq/L	3.5 – 5.1
Na	L 134	mEq/L	136 – 144
Cl	109	mEq/L	101 – 111
P	H 7.2	mg/dL	2.7 – 4.5
Ca	L 6.5	mg/dL	8.9 – 10.3
CKMB	H 15.5	ng/mL	<5.4 –

尿液檢查

項 目 名 稱	結果值	單位	參考值範圍
【URINE】			
SCREEN TEST			
Specific Gravity	1.009		1.002 － 1.030
pH	7.0		5.0 － 9.0
Protein	3+		Negative
Glucose	Trace		Negative
Ketone Bodies	Trace		Negative
SEDIMENTS			
RBC	18	cells/HPF	0 － 3
WBC	H 12	cells/HPF	0 － 5
Epithelial	8	cells/HPF	

心臟超音波檢查

Conclusion
.LV & RV enlargement.
.Preserved global contractility of left ventricle.
.No significant regional wall motion abnormality.
.Impaired diastolic function of left ventricle.
.Grade II diastolic dysfunction.
.Mild TR.
.Moderate MR.
.Moderate pulmonary hypertension
.Estimated systolic pulmonary artery pressure is 50 mmHg.
LV & RV enlargement

項目名稱	結果值	參考範圍	項目名稱	結果值	參考範圍
AO	25	(20-38)(mm)	LVIDd	54	(37-53)(mm)
AV	19	(16-26)(mm)	LVIDs	37	(24-36)(mm)
LA	29	(19-40)(mm)	LVEDV	141.3	(80-190)(ml)
RV	21	(5-21)(mm)	LVESV	58.1	(16-83)(ml)
EF slope	54	(80-150)(mm/sec)	EF	58.9	(50-70)(%)
IVS	11	(7-11)(mm)	HR	69.0	(60-100)(BPM)
LVPW	11	(9-11)(mm)	CO	5.7	(2.5-7.2)(1/m)
EPSS		(<8)(mm)	DT	240	(160-220)(msec)
IVRT		120 (70-90)(msec)	E		120.0 (cm/s)
A	91.3	(cm/s)			

腎臟超音波檢查

Sonar findings

1. Kidney Size (cm)
   R't Side : Decreased, 7.5x1.5cm
   L't Side : Decreased, 8.9x1.3cm

2. Kidney Outline
   R't Side : Uneven
   L't Side : Uneven
3. Cortical echogenecity
   R't Side : Increased
   L't Side : Increased

Ultrasound Diagnosis
   Chronic renal parenchymal disease
   Bilateral renal atrophy

CXR

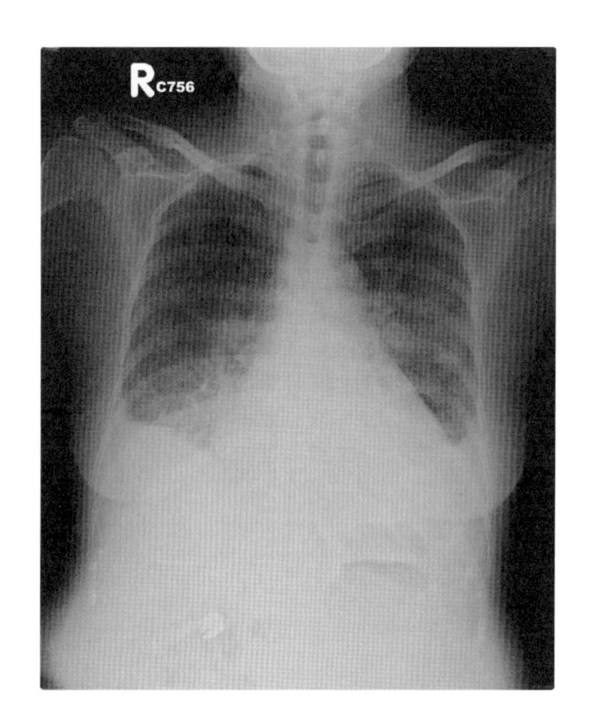

腎臟科醫師會診結果

End stage chronic renal disease

Arrange emergent HD if patient agree

Monitor complication of HD

F/U CXR

二、考官指引

■評分重點提示：

1. 本題之關鍵評核項目（critical decision point）爲____________，請特別留意、把關。
2. 本題預期一般學生之平均表現爲____________。（可依考題試考結果或由專家共識決定）
3. 請詳讀checklist項目、評分說明。
4. 考前共識時段，依據劇本及共識影片，協助確認標準化病人之演出能有效反應考題。
5. 其他應注意事項。

■測驗場景：心臟內科病房

■標準化病人基本資料：張小姐，48歲，女性

■標準化病人起始姿勢：使用O_2 mask半坐臥在床，家屬陪侍在旁

■病情摘要：

（一）個案情境與主訴（由標準化病人主動告知）

喘得厲害，沒法睡覺。

（二）病史詢問（學生問才回答）

1. 主要臨床症狀：請注意學生是否詢問以下問題。

呼吸喘、咳嗽。

2. 現在病史：半個月前開始吃不下、噁心嘔吐、下肢水腫。1 個星期前患者開始喘、夜咳，採坐姿睡覺，下肢水腫 3+，臉色蒼白，有噁心、嘔吐、頭暈情形，小便有泡泡多年，夜間偶爾會抽筋，

所以住院進一步檢查和治療。

3. 過去病史：一直以來我身體還好，只是經常偏頭痛，所以常去藥房買止痛藥吃，沒有做過其他手術。

4. 家族史：父母健在，父親有高血壓及痛風。我是老二，上有 1 個哥哥，下有 1 個妹妹。目前仍單身，獨自住外面。

5. 藥物史：平時少看西醫，但以前經常濫用止痛藥，有時會吃中藥調理身體。

6. 過敏史：沒有對任何藥物過敏。

7. 開刀史：沒有開過刀。

（三）理學檢查

生命徵象：體溫：36.5℃；心跳：105/min；呼吸：34/min

　　　　　血壓：165/100 mmHg

神經學檢查：意識清楚

頭頸部：正常，頸部柔軟、不僵硬，沒有淋巴結

眼睛：conjunctiva: anemic

口腔咽喉：正常

胸部：呼吸急促，聽診雙下側肺葉囉音（rales）

心臟：心搏規則且快速（聽診出現第三心音）

腹部：肝脾臟：沒有腫大，視診：正常；聽診：腸音正常

皮膚：下肢水腫 3+

血氧檢查

項目名稱	結果值	單位	參考值範圍
【Blood Gas】			
pH	LL 7.32		7.350 － 7.450
pCO_2	L 29	mmHg	32 － 45
pO_2	H 105	mmHg	75 － 100
HCO_3	L 16	mmol/L	20 － 26
B.E.	L -8.9	mmol/L	-2.0 － 2.0
SaO_2	98.0	%	

血液檢查

項目名稱	結果值	單位	參考值範圍
Hb	LL 5.6	g/dL	11.0 － 16.0
HT	L 16.7	%	34.0 － 50.0

生化檢查

項目名稱	結果值	單位	參考值範圍
AST(GOT)	H 51	IU/L	15 － 41
CK	H 404	IU/L	38 － 397
Troponin-I	0.01	ng/mL	AMI Cutoff: <0.5 ng/mL
BUN	*Critical HHH 139	mg/dL	8 － 20
Creatinine	*Critical HHH 13.6	mg/dL	0.4 － 1.2
GFR			
AGE	47	y/o	
Estimated GFR(MDRD)	2.9	mL/min	
公式 =175*Scr^-1.154*Age^-0.203*0.742(if female)			
K	H 5.7	mEq/L	3.5 － 5.1
Na	L 134	mEq/L	136 － 144
Cl	109	mEq/L	101 － 111
P	H 7.2	mg/dL	2.7 － 4.5
Ca	L 6.5	mg/dL	8.9 － 10.3
CKMB	H 15.5	ng/mL	<5.4 －

尿液檢查

項目名稱	結果值	單位	參考值範圍
【URINE】			
SCREEN TEST			
Specific Gravity	1.009		1.002 － 1.030
pH	7.0		5.0 － 9.0
Protein	3+		Negative
Glucose	Trace		Negative
Ketone Bodies	Trace		Negative
SEDIMENTS			
RBC	18	cells/HPF	0 － 3
WBC	H 12	cells/HPF	0 － 5
Epithelial	8	cells/HPF	

心臟超音波檢查

Conclusion
.LV & RV enlargement.
.Preserved global contractility of left ventricle.
.No significant regional wall motion abnormality.
.Impaired diastolic function of left ventricle.
.Grade II diastolic dysfunction.
.Mild TR.
.Moderate MR.
.Moderate pulmonary hypertension
.Estimated systolic pulmonary artery pressure is 50 mmHg.
LV & RV enlargement

項目名稱	結果值	參考範圍	項目名稱	結果值	參考範圍
AO	25	(20-38)(mm)	LVIDd	54	(37-53)(mm)
AV	19	(16-26)(mm)	LVIDs	37	(24-36)(mm)
LA	29	(19-40)(mm)	LVEDV	141.3	(80-190)(ml)
RV	21	(5-21)(mm)	LVESV	58.1	(16-83)(ml)
EF slope	54	(80-150)(mm/sec)	EF	58.9	(50-70)(%)
IVS	11	(7-11)(mm)	HR	69.0	(60-100)(BPM)
LVPW	11	(9-11)(mm)	CO	5.7	(2.5-7.2)(1/m)
EPSS		(<8)(mm)	DT	240	(160-220)(msec)
IVRT		120 (70-90)(msec)	E		120.0 (cm/s)
A	91.3	(cm/s)			

腎臟超音波檢查

Sonar findings

1. Kidney Size (cm)
   R't Side : Decreased, 7.5x1.5cm
   L't Side : Decreased, 8.9x1.3cm

2. Kidney Outline
   R't Side : Uneven
   L't Side : Uneven
3. Cortical echogenecity
   R't Side : Increased
   L't Side : Increased

Ultrasound Diagnosis
   Chronic renal parenchymal disease
   Bilateral renal atrophy

CXR

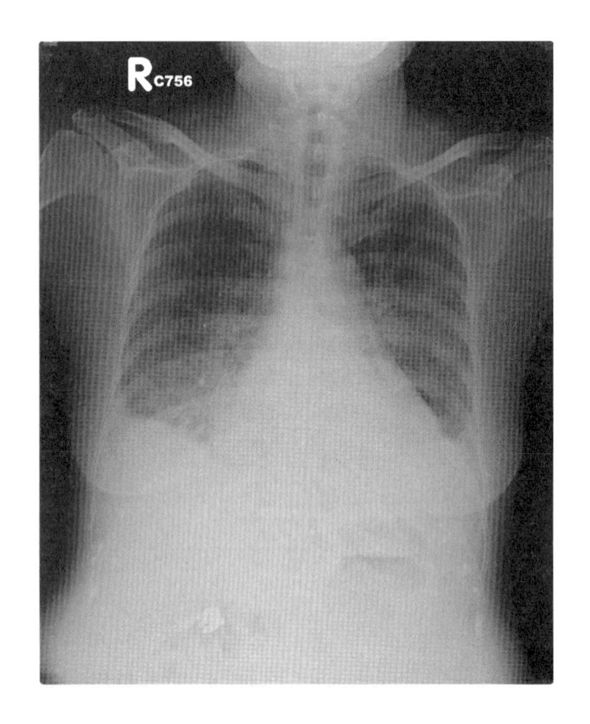

腎臟科醫師會診結果

End stage chronic renal disease

Arrange emergent HD if patient agree

Monitor complication of HD

F/U CXR

三、SP 指引（劇本）

標準化病人指引：張小姐，48歲，女性。

考題說明

■測驗主題：病人照護、人際關係及溝通技巧、專業素養、制度下之臨床工作。

■演出任務：請與考生進行溝通與對話。

■情境和起始姿勢：心臟內科病房。中年微胖體型，個性內向，外觀蒼白虛弱，on O_2 mask 半坐臥在床上，媽媽陪伴在旁。

■情緒：心情略為緊張，因為喘，人不舒服，害怕是得了不治之症，心情有點害怕。

■人力和道具：女性SP二名。

■演出時間：15 分鐘。

回應考生原則

1. 被動接受詢問，若考生提出開放性問題如：有沒有其他不舒服的地方？或還有沒有其他問題？可回答：現在人覺得喘、不舒服，很累、頭暈等。
2. 對於封閉式問題：你可以回答「沒有」、「不知道」、「忘記了」。

劇情摘要

（一）臨床資料

1. **基本資料：**張小姐，48歲，女性。
2. **個案情境與主訴**（由標準化病人主動告知）

   喘的厲害，沒法睡覺。

（二）病史詢問（學生問才回答）

1. **現在病史：**半個月前開始吃不下、噁心嘔吐、下肢水腫。1 個星期前開始會喘、晚上睡覺時咳得厲害，一躺平就會喘，要坐著才能睡覺，雙腳越來越緊繃，脹脹的，都沒食慾，有時一吃東西就想嘔吐、又經常犯頭暈，小便有泡泡很多年了，夜間睡覺時偶而會抽筋，所以住院進一步檢查和治療。
2. **過去病史：**一直以來我身體還好，只是經常偏頭痛，所以以前經常買止痛藥吃，沒有做過其他手術。
3. **家族史：**父母健在，父親有高血壓及痛風。我是老二，上有一個哥哥，還有一個妹妹。目前仍單身，獨自住外面。
4. **藥物史：**平時少看西醫，但以前有一陣子經常使用止痛藥，有時會吃中藥調理身體。
5. **過敏史：**沒有對任何藥物過敏。
6. **開刀史：**沒有開過刀。

（三）理學檢查

生命徵象：體溫：36.5℃；心跳：105/min；呼吸：34/min；
血壓：165/100 mmHg

神經學檢查：意識清楚

頭頸部：正常，頸部柔軟不僵硬，沒有淋巴結

眼睛：conjunctivac anemic

口腔咽喉：正常

胸部：呼吸急促，聽診雙下側肺葉囉音（rales）

心臟：心搏規則且快速（聽診出現第三心音）

腹部：肝脾臟：沒有腫大，視診：正常　**聽診：**腸音正常

皮膚：下肢水腫3+

血氧檢查

項目名稱	結果值	單位	參考值範圍
【Blood Gas】			
pH	LL 7.32		7.350 － 7.450
pCO2	L 29	mmHg	32 － 45
pO2	H 105	mmHg	75 － 100
HCO3	L 16	mmol/L	20 － 26
B.E.	L -8.9	mmol/L	-2.0 － 2.0
SaO2	98.0	%	

血液檢查

項目名稱	結果值	單位	參考值範圍
Hb	LL 5.6	g/dL	11.0 － 16.0
HT	L 16.7	%	34.0 － 50.0

生化檢查

項目名稱	結果值	單位	參考值範圍
AST(GOT)	H 51	IU/L	15 － 41
CK	H 404	IU/L	38 － 397
Troponin-I	0.01	ng/mL	AMI Cutoff: <0.5 ng/mL
BUN	*Critical HHH 139	mg/dL	8 － 20
Creatinine	*Critical HHH 13.6	mg/dL	0.4 － 1.2
GFR			
AGE	47	y/o	
Estimated GFR(MDRD)	2.9	mL/min	
	公式 =175*Scr^-1.154*Age^-0.203*0.742(if female)		
K	H 5.7	mEq/L	3.5 － 5.1
Na	L 134	mEq/L	136 － 144
Cl	109	mEq/L	101 － 111
P	H 7.2	mg/dL	2.7 － 4.5
Ca	L 6.5	mg/dL	8.9 － 10.3
CKMB	H 15.5	ng/mL	<5.4 －

尿液檢查

項 目 名 稱	結果值	單位	參考值範圍
【URINE】			
SCREEN TEST			
Specific Gravity	1.009		1.002 — 1.030
pH	7.0		5.0 — 9.0
Protein	3+		Negative
Glucose	Trace		Negative
Ketone Bodies	Trace		Negative
SEDIMENTS			
RBC	18	cells/HPF	0 — 3
WBC	H 12	cells/HPF	0 — 5
Epithelial	8	cells/HPF	

心臟超音波檢查

Conclusion
.LV & RV enlargement.
.Preserved global contractility of left ventricle.
.No significant regional wall motion abnormality.
.Impaired diastolic function of left ventricle.
.Grade II diastolic dysfunction.
.Mild TR.
.Moderate MR.
.Moderate pulmonary hypertension
.Estimated systolic pulmonary artery pressure is 50 mmHg.
LV & RV enlargement

項目名稱	結果值	參考範圍	項目名稱	結果值	參考範圍
AO	25	(20-38)(mm)	LVIDd	54	(37-53)(mm)
AV	19	(16-26)(mm)	LVIDs	37	(24-36)(mm)
LA	29	(19-40)(mm)	LVEDV	141.3	(80-190)(ml)
RV	21	(5-21)(mm)	LVESV	58.1	(16-83)(ml)
EF slope	54	(80-150)(mm/sec)	EF	58.9	(50-70)(%)
IVS	11	(7-11)(mm)	HR	69.0	(60-100)(BPM)
LVPW	11	(9-11)(mm)	CO	5.7	(2.5-7.2)(1/m)
EPSS		(<8)(mm)	DT	240	(160-220)(msec)
IVRT		120 (70-90)(msec)	E		120.0 (cm/s)
A	91.3	(cm/s)			

腎臟超音波檢查

Sonar findings

1. Kidney Size (cm)
   R't Side : Decreased, 7.5x1.5cm

L't Side : Decreased, 8.9x1.3cm

2. Kidney Outline
   R't Side : Uneven
   L't Side : Uneven
3. Cortical echogenecity
   R't Side : Increased
   L't Side : Increased

Ultrasound Diagnosis

Chronic renal parenchymal disease
Bilateral renal atrophy

CXR

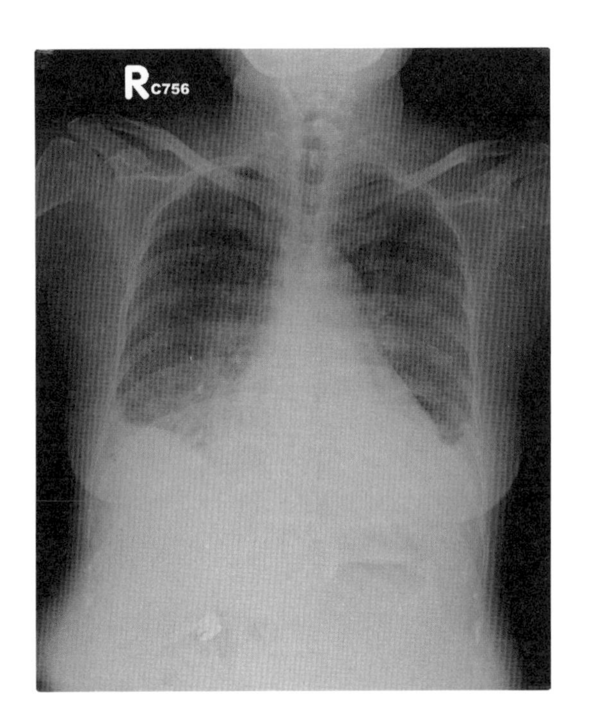

腎臟科醫師會診結果

End stage chronic renal disease

Arrange emergent HD if patient agree

Monitor complication of HD

F/U CXR

劇本對白例句

病歷架構	醫師對 SP 的問題	SP 的回應
自我介紹與確認病患	張小姐你好，我是（ ）醫師。	（ ）醫師你好！
主訴	你這次為什麼來住院？哪裡不舒服？	1 個星期前感冒，去診所看過醫生，打針吃藥後還是咳嗽得很厲害，且越來越喘。
現在病史	咳嗽時有痰？什麼顏色？	有一些白色，像口水又像泡沫一樣的痰。
	有發燒嗎？或有打噴嚏、流鼻水？	都沒有
	你說你有喘的症狀，請問你什麼時候發生的？多久了？	1 個星期前先開始咳嗽，外面醫生說感冒叫我多喝水，後來就斷斷續續會覺得喘。
	什麼情形下覺得喘的症狀變嚴重？什麼情形下覺得喘的症狀會改善一些？	咳嗽很厲害時，還有走路、爬樓梯時會喘的很厲害。這兩天晚上睡覺時都很不舒服，一躺著就會喘，坐著時又好點。不要活動，坐著休息時就不會那麼喘。
	剛說最近有去醫院或診所看病，醫生說感冒之外還有說些什麼？你吃藥後症狀如何？	醫生說是感冒，打針吃藥後，症狀如果沒有改善就要去大醫院檢查。但是症狀越來越厲害，所以我才來這邊看醫生。
	有沒有其他的不舒服？	最近感覺身體越來越虛，且沒什麼精神，什麼事都不想做，最近腸胃也覺得不舒服，容易頭昏昏的，好幾次我都以為有地震發生，結果是我自己頭暈。
	這些不舒服的症狀以前發生過嗎？	沒有，最近才開始
	最近食慾如何？	食慾變差，有時剛吃東西下去就馬上吐出來，容易反胃、肚子也脹脹的，看到東西都不想吃。
現在病史	最近體重有減輕嗎？	沒有，反而我下半身變胖了，我還胖了 3 公斤。怎會這樣？我吃的那麼少還變胖！
	這個應該是水腫引起的，你這個情形什麼時候開始？多久了？	我也不清楚，只記的半個月前就覺得鞋子緊緊的，這兩天，覺得小腿又更脹了。

病歷架構	醫師對 SP 的問題	SP 的回應
現在病史	最近小便情形正常？小便量跟以前一樣多？有沒有什麼異常狀況？	發現最近小便量有變少，且小便一直都有泡泡。
	你如何知道小便變少？可以講個具體的情形？	以前一個晚上要起來廁所好幾次，每次尿都很大埔；現在次數便少，量也沒以前多了。
	小便有泡泡多久了？泡泡很多嗎？	很久了！以前就有，至少有 7~8 年了！以前小便雖然有泡泡，但偶爾會消失。但最近小便泡泡很多，且沖馬桶時都沖不掉。
	以前有得過什麼疾病？有住院或開刀病史嗎？有輸血的經驗嗎？	都沒有，只是以前很常偏頭痛。
	偏頭痛有多久了？有去看過醫生嗎？有檢查嗎？醫生怎麼說？	偏頭痛好幾年了！看過醫生也只是開止痛藥，後來我就自己去藥房買止痛藥來吃。
職業與環境	請問你的職業？工作的活動量大嗎？上班時間多長？	我在工廠上班，從事會計工作，平常都待在廠區內，上班時間從早上 9 點到下午 6 點，但晚上都要加班到 8 點才能下班。中午有休息 1 個小時。
家族病史	父母或兄弟姊妹，有人跟你相同或類似的症狀嗎？例如像小便有泡泡，或腳會水腫之類的症狀。	不清楚，沒住一起，也沒有聽他們說過。
	爸媽有什麼疾病嗎？	只有父親有高血壓和痛風。
運動健康習慣	有沒有抽菸？有沒有常喝酒？	都沒有，只有年節及特殊節慶才偶爾跟朋友慶祝時喝點紅酒。
	平常作什麼運動？	平常很少運動。我下班都很晚了！休假時我會走路去買東西，順便當作運動。
運動健康習慣	睡眠習慣？幾點睡覺？平均晚上睡多久？需要吃安眠藥嗎？	以前不會失眠，但因為下班很晚，所以上床時都半夜一、兩點了，早上因為趕上班，所以 7 點半就要起床，假日會補眠到中午。最近都沒辦法好好睡，一躺下來就咳嗽，怎麼休息都還是覺得很累。
	飲食習慣如何？口味重嗎？	我早餐喜歡吃麵線、蘿蔔糕，午餐跟晚餐都是叫燒臘便當或買些麵點類在工廠裡面吃。我喜歡吃辣的、鹹的。

病歷架構	醫師對 SP 的問題	SP 的回應
藥物史	除了止痛藥外還吃什麼藥？你吃哪一類止痛藥來治療偏頭痛？後來如何緩解？	會吃中藥調理身體！我也不清楚是哪一類的止痛藥，我跟藥房說是要強效的，1 顆如果沒效我就連吃兩顆！後來我換工作後好像就比較少發作了，大概是壓力引起的。
病人照護		
醫師富有愛心、關懷和同理心來照顧病患	1. 注意病人和家屬的情緒感受。有同理心，關懷的行為（我知道患者一定很不舒服，家屬一定也有很多疑問，我們會盡力醫治她）。 2. 根據初步檢查結果發現患者是因為腎臟衰竭導致體內尿毒指數過高，並造成肺部積水、嚴重貧血，酸血症，所以她會覺得喘、噁心、嘔吐、全身不適、雙腳水腫。她目前的症狀很緊急，我們建議應該先緊急洗腎，把血液內的毒素洗出來，也藉由脫水來改善肺積水、喘及血液過酸的問題。同時我們會先幫她輸血來改善他貧血的症狀。	家屬：請問醫師我女兒怎麼了？只是感冒會這麼喘嗎？是肺出了問題嗎？ 家屬：怎會這麼嚴重？會不會有生命危險？要怎辦？
專業素養	1. 安撫病患情緒（我知道你一時很難接受……），依抽血的報告，你體內尿毒指數高於正常人好幾倍，從你所說小便有泡泡好幾年來推估應該是你以前長期有慢性腎臟病，只是你沒去檢查，所以一直沒發現，直到現在症狀出來。	病人：需洗腎嗎？為什麼要洗腎？（病人錯愕）那不是很痛苦嗎？
	2. 慢性腎臟病就是腎臟功能長期慢性損壞，最後無法正常將血液中大部分的毒素由尿液中排除，所以患者的毒素都累積在體內，抽血時才會發現尿毒指數過高。而尿毒指數高會危害身體的正常運作，嚴重時這些症狀出來，患者進一步檢查才會發覺是腎臟出了問題。	什麼是慢性腎臟病？以前怎都沒發現？
	3. 原因很多，可能是先天也有可能是後天引起，有些人是高血壓、糖尿病引起的，長期服用止痛藥、吃中藥也有可能會損害到腎臟的功能。	病人：為什麼我的腎臟會壞掉？我的身體一直都很好的啊！

病歷架構	醫師對 SP 的問題	SP 的回應
專業素養	4. 根據腎臟超音波結果她的腎臟已經萎縮了！是屬於不可逆的，必須終身依賴洗腎維持身體正常運作。	家屬：她腎臟再也不會恢復了嗎？ 家屬 ☹
醫師能表現出溝通技巧來達成與病人、家屬有效的資訊交換	1. 安撫病患情緒（我知道你心裡一定很難過……）。 如果不洗腎血液中尿毒素無法排除，患者的症狀就會越來越嚴重，甚至會面臨插管、危害生命。 你這麼年輕，仍有美好的未來，只要趕緊接受治療，你還是能恢復健康且能夠繼續工作。 其實，洗腎不可怕；洗腎是一種替代壞掉的腎臟做工，維持身體健康的一種治療方式，透過洗腎，患者體內毒素降低，不舒服的症狀才能改善。好好透析治療，仍能像正常人一樣工作，維持社會角色及家庭的功能。 你的情況就像長庚的林杰樑醫師一樣，他從實習醫生開始接受洗腎，一路從實習醫生、住院醫師、主治醫師到教授，也經歷結婚生子。只要好好的定期接受治療，你的人生仍然是彩色的。 2. 同時也安排腎友與病患與家屬會談，讓病人更進一步了解洗腎過程。	不洗腎不行嗎？聽說洗腎下去，一輩子就完了！（心情低落）
醫師能理解醫療照護體系的資源與運作	腎臟替代療法有3種，一種叫「血液透析」，另一種稱為「腹膜透析」，第3種是換腎。不過換腎要等透析治療後，身體穩定了才能安排。這部分會請透析室護理師跟你們詳談讓你了解每一種透析方式的運作方法及優缺點，讓你們比較哪一種方式對你們最適合，最契合你的日常生活，希望儘量不要影響你的工作機會。 等你決定使用哪一種方式我們會再照會外科（說明：如果選擇血液透析方式，將會診整形外科，以準備動靜脈瘻管手術。如果選擇腹膜透析方式，則將照會一般外科以便做腹膜透析植管手術）。 日常生活確實有一些要特別注意的地方，像瘻管清潔保養，避免感染……，這部分透析室護理師會再跟你仔細說明。 飲食也需要做一些調整，像限水、限鈉……，這部分我們會照會營養師，針對這一部分作營養衛教。	聽說洗腎都要經常跑醫院，這樣要怎麼上班？難道沒有其他選擇？ 洗腎後平常有什麼要注意的？吃東西都跟一般人一樣嗎？

病歷架構	醫師對 SP 的問題	SP 的回應
制度下之臨床工作	不用擔心，健保會給付。我們會幫你辦理重大傷病卡，洗腎不用付費，看腎臟科門診還可以免部分負擔，只要負擔掛號費。醫院還會協助辦理殘障手冊，社會局有提供一些補助跟減免。如果經濟上有困難，我們可以照會社工師來協助你，看是否可以申請社會局補助。	洗腎會很花錢嗎？
知情同意	1. 目前首先要改善患者的症狀，如我剛所說的要先經由透析的方式把血液內的毒素降低，緩解肺積水的症狀。你如果同意我們的治療方式就麻煩你簽血液透析治療同意書（說明血液透析治療的風險及優缺點）。 2. 待會我們就準備幫她放置洗腎用的雙腔靜脈導管，會先施打局部麻醉，然後放置雙腔靜脈導管。在這整個過程中，只要好好配合，並不會很不舒服。（說明放置雙腔靜脈導管的風險，強調一定會很小心，降低風險的發生）。洗腎治療時，護理師會再跟你說明放導管後日常要注意的事項。	所以目前只有洗腎一途？ 插管會不會很恐怖？
醫師能回應	因為是第一次透析，可能會因為尿毒素下降造成滲透壓改變，透析過程可能會有些許不舒服。但別擔心，透析室護理人員都隨時在旁，有任何不舒服都請你要說出來，我們會立即為你處理。 通常在洗腎一到兩次後，你的症狀會有明顯改善，請不要擔心。	洗腎過程會很不舒服嗎？

5-4 評分設計

一、評分表

■教案名稱：緊急血液透析　　　　■受 測 者：___________

■教案編號：　　　　　　　　　　■受測日期：___________

■測驗項目：■病人照護　■專業知識　■人際關係及溝通技巧

■專業素養　■制度下之臨床工作　■從工作中學習及成長

ACGME 考核項目	本站考核內容	評分					
		5	4	3	2	1	N/A
1. 醫師富有愛心、關懷和同理心來照顧病患 10%	1. 自我介紹，傾聽，以開放性問題詢問，用病人聽得懂的話，運用同理心回應問題，向病人說明檢查的結果。10%						
2. 醫師能適時且有效處理病人健康問題 20%	2. 有詳細說明目前緊急處理方式及後續可能面臨的治療；能觀察病患、家屬的反應，並針對問題給予回答。20%						
5. 能表現出溝通技巧來達成與病人、家屬有效的資訊交換 10%	3. 能與病人建立關係，能引導病人主動說出對疾病的看法，以利資料的收集。10%						
7. 醫師能尊重病人，割捨私利，回應對病人與社會需求的責任 20%	4. 時時注意並安撫病人或家屬的情緒，減輕其焦慮和不安。能同理病人的感受，說服病人接受治療並引導說出對治療的看法，表達與病人一起努力解決問題。20%						
8. 醫師能堅守倫理原則，及對不同病人族群具有敏感度 20%	5. 鼓勵病患以正面心態面對疾病，舉適當案例鼓勵患者積極接受治療。20%						
9. 醫師能理解醫療照護體系的資源與運作 10%	6. 有談到全民健保支付或補助的相關規定，有談到透析患者可以辦理重大傷病卡及殘障手冊。10%						
10. 醫師能有效地整合所有資源，以提供最適當的醫療照護 10%	7. 有提供腎臟替代療法的資訊，有談到醫療照護體系的資源，如營養師、社工師等跨職系團隊。10%						

ACGME 考核項目	本站考核內容	評分					
		5	4	3	2	1	N/A
備註：		簽名：					

整體表現	說明	差 1分	待加強 2分	普通 3分	良好 4分	優秀 5分
	評分					

評分說明：

5 非常同意：表現值得讚許

4 同意：表現優良

3 普通：合乎期待

2 不同意：部分需改善

1 非常不同意：需大幅改善與檢討

N/A：無法針對此項目進行評估

Chapter 6

運用醫學實證向標準化病人解釋疾病治療方法之優劣

馬偕醫院胸腔內科：郭秋萍醫師

教案題目：復發性氣胸

教案對象：■新制PGY2　□住院醫師R1升R2　□住院醫師R2升R3

教案類型：□病人照護　■專業知識　■人際關係及溝通技巧

□專業素養　□制度下之臨床工作　■從工作中學習及成長

6-1　教案設計起源

一、臨床醫師持續教育與學習的重要性

醫師是終生學習的事業，醫學知能進展迅速，領有執照的醫師進入臨床工作之後，還是要持續不斷的學習，才能給予病人最適切的治療與照護。美國畢業後醫學教育評鑑委員會（The Accreditation Council for Graduate Medical Education, ACGME）提出現代醫師需具備的六大核心能力，分別爲：病人照護（patient care）、醫學知識（medical knowledge）、從工作中學習及成長（practice-based learning and improvement）、人際關係及溝通技巧（interpersonal and communication skills）、專業素養（professionalism），以及制度下

之臨床工作（system-based practice），希望改善畢業後醫師教育的品質，提升臨床醫師全方位照護病人的能力。本教案之設計即以PGY醫師爲對象，以ACGME之六大核心能力爲骨架，以EBM（evidence-based medicine）能力爲目標，所設計出來的即時回饋式教案。

二、EBM是醫師終生學習的重要能力

實證醫學的精神是以流行病學和統計學的方法，從龐大的醫學資料庫中經過嚴謹評讀、綜合分析、找出值得信賴的資料，並將文獻證據應用於臨床工作中，使病人得到最佳的照顧。醫師的臨床醫療服務忙碌，醫學資訊浩瀚且更新快速，實證醫學可以說是現代醫師執業與終生學習的重要能力之一。此外，現今網路資訊發達，病人及家屬普遍知識水準較以往提升，醫病溝通及醫療決策已不像從前單向式的告知與決定，醫師可能隨時必須提出最新的資訊或統計數字給病人及家屬，從而共同討論並決定出最適當的治療方式。實證醫學的三大要素是臨床專業（clinical expertise）、研究證據（best research evidence）及病人價值觀（patient values），可以了解專業及證據固然重要之外，病人本身的價值觀是絕對不容忽略的，醫師除秉持證據與專業，面對不同的病人更應該經過充分的溝通，才能共識出最佳的治療選擇。

三、臨床技能測驗的多樣性

臨床技能測驗來評估醫學生的臨床能力，在近年來除了成爲國內外醫學教育的趨勢之外，也已看得見產生的實質成效。實證醫學的五大步驟包括：1. 提出一個可回答的臨床問題（Asking an answerable question）；2. 尋找最好的證據（Tracking down the best evidence）；3. 嚴格評讀文獻（Critical appraisal）；4. 應用於病人身上（Integrating the appraisal with clinical expertise patients' preference）；5. 對過程進行稽核（Auditing performance in step 1-4），而臨床技能測驗的考試方法可融入許多面向，產生多種變化，包括病史詢問、身體檢查、簡易技能、檢驗結果判讀、溝通衛教，以及搜尋與選取正確醫療資訊的能力等。本教案的設計主題為: 運用醫學實證向標準病人解釋疾病治療方法之優劣，進行時間為15分鐘，即時回饋時間5分鐘（包括考官與標準病人回饋）。考試的內容包括實證醫學前兩步驟（1. 提出一個可回答的臨床問題，2. 尋找最好的證據），藉由詢問標準病人問題，嘗試了解病人的疑問，並根據病人的問題，立即查詢網路資料庫，根據醫學實證，向病人說明不同治療方法之優劣。期望能評量出ACGME六大核心能力之專業知識、人際關係及溝通技巧，以及從工作中學習與成長。考試結束時，由考官及標準病人給予即時回饋，讓考生了解自己的優缺點，加深印象與強化學習效果。

四、參考資料

1. Masic 1, Miokovic M, Muhamedagic B. Evidence Based Medicine-New approaches and Challenges. *Acta Inform Med*. 2008; 16(4): 219-225.
2. Michael L. Evidence-based medicine training in graduate medical education: past, present and future. *J Evaluation in Clinical Practice*. 2000; 6(2): 121-138.
3. Susan R. Swing. Assessing the ACGME General Competencies:

General Considerations and assessment Methods. *Academic Emergency Medicine*. 2002; 9(11): 1278-1288.

4. Wallenstein J, Heron S, Santen S, et al. A Core Compentency-based Objective Structures Clinical Examination (OSCE) Can Predict Future Resident Performance. *Academic Emergency Medicine*. 2010; 17(2): S67-S71.

重點筆試測驗題（5 選 1）

(5) 1. Which one is the least important consideration in making management decisions of pneumothorax?

1. Patients' symptoms and wishes
2. Patients' ability to carry out their daily activities
3. Potential risks of pleural intervention
4. The size of pneumothorax
5. Age of patients

(4) 2. Which one is not the indications for definitive management of primary spontaneous pneumothorax (PSP)?

1. Second episode of PSP
2. Persisting air leak > 3-5 days
3. Bilateral pneumothorax
4. Hydropneumothorax
5. Professions at risk (aircraft personnel, divers)

(1) 3. Generally, which definitive treatment of PSP has the lowest recurrence rates?

1. Talc poudrage with VATS (video-assisted thoracoscopic surgery) and surgical treatment of lung lesions
2. Mechanical abrasion
3. Pleurectomy
4. Simple talc poudrage under medical thoracoscopy
5. Chest tube drainage with chemical pleurodesis

(1) 4. Which statement is wrong?

1. For the majority of patients with spontaneous pneumothorax, a larger bore catheter is preferred
2. For hemopneumothorax, a larger bore tube is preferred for the need to drain blood as well as air.
3. For traumatic pneumothorax without effusion, a small bore tube is sufficient.
4. When managing a pneumothorax, suction is not initially routinely employed.
5. We always insert chest tube via an incision at 4th-6th intercostal space

(3) 5. Patients are at higher risk of complications on chest tube insertion except:

1. ESRD
2. On warfarin
3. Heart failure
4. Liver cirrhosis
5. Bleeding diathesis

6-2 情境設置

一、告示牌

第__4__站 林建明，復發性氣胸， 21 歲

場景配置圖

1. 測驗站門口讀題區。

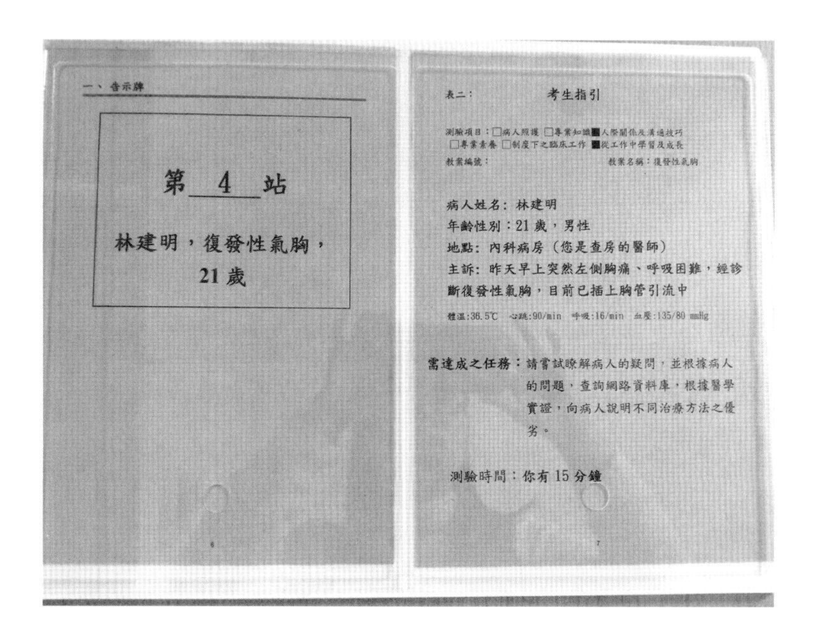

2. 嘗試了解病人的疑問，並根據病人的問題，查詢網路資料庫，根據醫學實證，向病人說明不同治療方法之優劣。

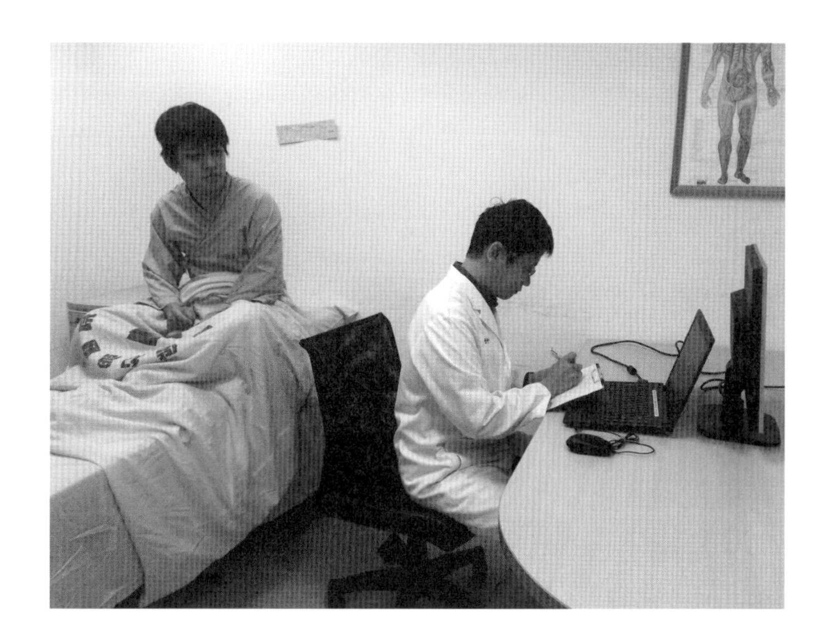

3. 考官觀察及測驗後回饋區。

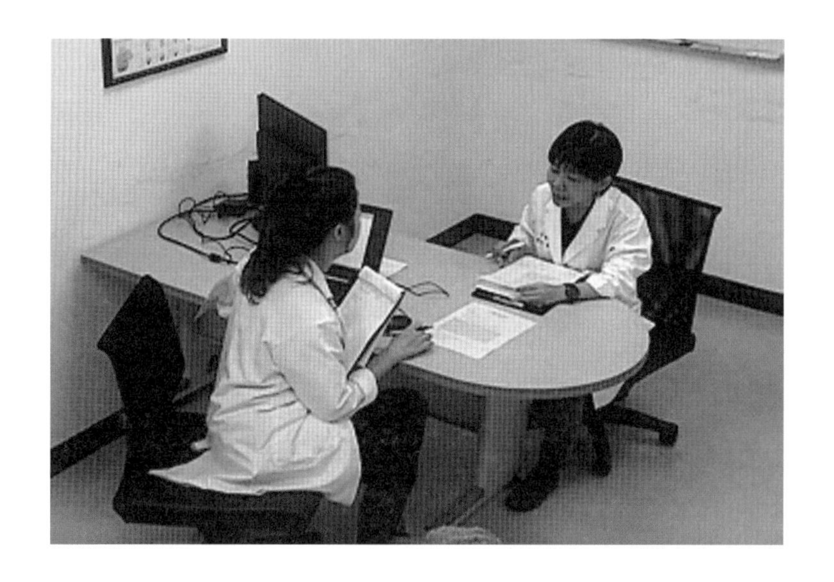

6-3 教案指引

一、考生指引

■背景資料：

- 病人姓名：林建明
- 年齡性別：21歲，男性
- 地點：內科病房（你是查房的醫師）
- 主訴：昨天早上突然左側胸痛、呼吸困難，經診斷爲復發性氣胸，目前已插上胸管引流中
- 生命徵象：體溫：36.5℃；心跳：90/min；呼吸：16/min；血壓：135/80 mmHg

■測驗主題：

請嘗試了解病人的疑問，並根據病人的問題，查詢網路資料庫，根據醫學實證，向病人說明不同治療方法之優劣。

■測驗時間：15分鐘

二、考官指引

■測驗場景：內科病房查房

■標準化病人基本資料：林建明，男性，21歲

■標準化病人起始姿勢：坐在床上

■病情摘要：

（一）個案情境與主訴（由標準化病人主動告知）

昨天的胸痛、呼吸困難，經昨晚進行胸管引流之後，已經大有改

善，只是傷口有點疼痛。主治醫師說這次還要進行胸腔鏡手術，爲什麼不能像兩年前一樣，氣胸改善之後，就可以拔管出院呢？

（二）病史詢問（學生問才回答）

1. **主要臨床症狀：**昨天早上突然左側胸痛、呼吸困難。
2. **現在病史：**昨天早上第一節課剛上課不久，突然感覺到左側胸口悶痛、有點呼吸困難，站起來到教室外面走走，也並沒有改善。因爲兩年前發生過相同的症狀，到醫院被診斷是氣胸，還接受胸管引流，所以非常擔心又是氣胸，再加上胸痛及呼吸困難越來越明顯，跟老師報告後，老師請同學送我來醫院。
3. **過去病史：**兩年前左側氣胸在馬偕醫院住院接受胸管引流，3 天後氣胸改善，拔管出院。我以前沒有開過刀，沒有任何慢性病，最近沒有受傷，沒有對任何藥物過敏。
4. **家族史：**我的爸爸是退休的教官，現在擔任保全工作，他有高血壓，媽媽在賣早餐，她有糖尿病。我是長子，有 1 個妹妹，現在就讀高雄女中二年級。
5. **藥物史：**無。
6. **過敏史：**沒有對任何藥物過敏。
7. **開刀史：**沒有開過刀。

（三）理學檢查

無

■道具及器材：

可連結網路之電腦 1 臺

延伸螢幕 1 臺

■考官參考資料

1. 雖然目前對於復發性氣胸的處置有一般性的準則，但是並沒有充分的處理共識，本教案的目的是評量考生對於搜尋醫學資料庫（MD Consult, Uptodate, Medline, PubMed, Cochrane Library, ……）的熟練度，答案（數字）並不重要，所以考試過程必須觀察延伸螢幕，注意考生搜尋資料的過程。
2. 在歷次測驗中，考生常誤解題意，沒有注意到是「復發性」氣胸，搜尋的內容是一般氣胸的建議處置，請考官注意。
3. 受限於模擬情境的考試方式，本測驗無法評估EBM中之Critical appraisal。
4. 一般而言，第二次氣胸發作後，病患再復發的機會超過50%，因此建議進行胸腔鏡手術治療，能將再發的可能性降到<5%。

三、SP 指引（劇本）

標準化病人指引：林建明，21歲，男性。

考題說明

■測驗主題：從工作中學習及成長。

■演出任務：請與考生進行查房訪視，並提出疑問。

■情境和起始姿勢：內科病房。瘦高黝黑體型，個性活潑，查房時坐在床上。

■情緒：略為緊張焦慮。

■人力和道具：男性SP 1 名、可連結網路之電腦 1 臺。

■演出時間：15分鐘。

回應考生原則

1. 被動接受詢問，若考生提出開放性問題，如：有沒有其他不舒服的地方？或還有沒有其他問題？可回答：現在人覺得比較虛弱，頭暈暈的，有一點發燒，口有點乾。
2. 對於封閉式問題：你可以回答「沒有」、「不知道」、「忘記了」。

劇情摘要

（一）臨床資料

1. **基本資料：**林建明，21歲，男性。
2. **個案情境與主訴**（由標準化病人主動告知）
   昨天的胸痛、呼吸困難，經昨晚進行胸管引流之後，已經大有改善，只是傷口有點疼痛。主治醫師說這次還要進行胸腔鏡手術，爲什麼不能像兩年前一樣，氣胸改善之後就可以拔管出院呢？。

（二）病史詢問（學生問才回答）

1. **現在病史：**昨天早上第一節課剛上課不久，突然感覺到左側胸口悶痛、有點呼吸困難，站起來到教室外面走走，也並沒有改善。因爲兩年前發生過相同的症狀，到醫院被診斷是氣胸，還接受胸管引流，所以非常擔心又是氣胸，再加上胸痛及呼吸困難越來越明顯，跟老師報告後，老師請同學送我來醫院。
2. **過去病史：**兩年前左側氣胸在馬偕醫院住院接受胸管引流，3 天後氣胸改善，拔管出院。我以前沒有開過刀，沒有任何慢性病，最近沒有受傷，沒有對任何藥物過敏。
3. **家族史：**我的爸爸是退休的教官，現在擔任保全工作，他有高血壓，媽媽在賣早餐，她有糖尿病。我是長子，有 1 個妹妹，現在就讀高雄女中二年級。

4. **藥物史：**無。

5. **過敏史：**沒有對任何藥物過敏。

6. **開刀史：**沒有開過刀。

劇本對白例句

病歷架構	醫師對 SP 的問題	SP 的回應
自我介紹與確認病患	林先生你好，我是（　）醫師。	（　）醫師你好。
主訴	你今天覺得如何呢？	昨天的胸痛、呼吸困難，已經大有改善，只是傷口有點疼痛。
引導病人說出對自己主訴的看法	關於這次氣胸，你有什麼問題嗎？	主治醫師說這次還要進行胸腔鏡手術，為什麼不能像兩年前一樣，氣胸改善之後就可以拔管出院呢？
	你這次氣胸是屬於第二次的自發性氣胸，與兩年前的處置不同，我將會為你尋求答案。	謝謝（　）醫師。
經由病人提出的疑問或需求，形成可回答的臨床問題	（第二次的自發性氣胸，有無進行胸腔鏡手術，對預後的影響）	
進行資料庫查詢	（MD Consult, Uptodate, Medline, PubMed, Cochrane Library,……）	
根據醫學實證回答病人的問題	林先生，經過查詢醫學資料庫之後，可以知道第二次氣胸發作後，超過 50% 病患會再復發，因此建議進行胸腔鏡手術治療，能將再發的可能性降到 <5%。	謝謝（　）醫師。

6-4　評分設計

一、評分表

■教案名稱：復發性氣胸　　■受 測 者：＿＿＿＿＿＿

■教案編號：　　■受測日期：＿＿＿＿＿＿

■測驗項目：□病人照護　■專業知識　■人際關係及溝通技巧

□專業素養　□制度下之臨床工作

■從工作中學習及成長

ACGME 考核項目	本站考核內容	評分					
		5	4	3	2	1	N/A
醫師能表現出溝通技巧來達成與病人、家屬有效的資訊交換 20%	1. 引導病人說出對自己主訴的看法。10%						
	2. 表達出同理心以回應病人發出的疑慮，以及想要與病人一同努力增進健康。10%						
醫師可以評讀與汲取科學證據，來改善其照顧病人之品質 80%	3. 經由病人提出的疑問或需求，形成可回答的臨床問題（第二次的自發性氣胸，有無進行胸腔鏡手術，對預後的影響）。20%						
	4. 經由資料庫的搜尋，尋找相關的醫療證據（MD Consult, Uptodate, Medline, PubMed, Cochrane Library,……）。30%						
	5. 根據醫學實證來回答病人的問題，向病人說明不同治療方法之優劣（參考資料：第二次氣胸發作後，超過 50% 病患會再復發，因此建議進行胸腔鏡手術治療，能將再發的可能性降到 <5%）。30%						
備註：		簽名：					

整體表現	說明	差 1分	待加強 2分	普通 3分	良好 4分	優秀 5分
	評分					

評分說明：

5 非常同意：表現值得讚許

4 同意：表現優良

3 普通：合乎期待

2 不同意：部分需改善

1 非常不同意：需大幅改善與檢討

N/A：無法針對此項目進行評估

6-5 測驗結果分析

本測驗進行期間（2013-4-13~2016-6-18）共計247名PGY考生，測試結果以SPSS（Statistical Product and Service Solutions）統計軟體分析，發現第一年的平均分數較低於後續3年（依序爲3.50，3.99，3.86，3.76）（參見表 1），考官對於溝通技巧的評分均高於EBM能力的分數，然而標準化病人對於溝通技巧的評分則均低於EBM能力的分數（參見表 2）。第一年的平均分數較低，可能是因爲學員以前未曾接受過這樣的測驗方式，在緊張壓力下表現較差的關係，而之後的學員開始事先知道考試方式，有所準備之下有較好的成績；至於考官與標準化病人對於溝通技巧及EBM能力有相反的評分結果，可能是因爲評分者知識背景差異，而對考生有不同的期望所致。本教案在測驗結束時，由考官及標準化病人先後給予考生即時回饋，讓考生了解自己的優缺點，加深印象與強化學習效果之外，也因爲考官及標準化病人知識背景的不同，回饋時提供了互補的作用。

表 1　2013~2016 PGY 學員 EBM 的成績分布及平均值

評分項目	2013 n=82	2014 n=70	2015 n=63	2016 n=32	Average N=247
1. 引導病人說出對自己主訴的看法	3.67	4.06	3.94	3.91	3.88 ± 0.63
2. 表達出同理心以回應病人發出的疑慮，以及想要與病人一同努力增進健康	3.52	4.01	4.08	3.97	3.86 ± 0.68
3. 經由病人提出的疑問或需求，形成可回答的臨床問題（第二次的自發性氣胸，有無進行胸腔鏡手術，對預後的影響）	3.34	3.97	3.87	3.78	3.71 ± 0.71
4. 經由資料庫的搜尋，尋找相關的醫療證據（MD Consult, Uptodate, Medline, PubMed, Cochrane Library, ……）	3.49	3.99	3.90	3.53	3.74 ± 0.77
5. 根據醫學實證來回答病人的問題，向病人說明不同治療方法之優劣（參考資料：第二次氣胸發作後，超過 50% 病患再復發，因此建議進行胸腔鏡手術治療，能將再發的可能性降到 <5%）	3.48	3.91	3.51	3.63	3.63 ± 0.85

表 2　醫師與標準病人的評分有正相關

	Dr. evaluation	SP evaluation	P value
醫師能表現出溝通技巧來達成與病人、家屬有效的資訊交換	3.87 ± 0.57	3.78 ± 0.80	0.001
醫師可以評讀與汲取科學證據，來改善其照顧病人之品質	3.69 ± 0.64	4.03 ± 0.94	0.000
該站的成績	3.73 ± 0.57	3.96 ± 0.82	0.000

Chapter 7

生命終末之醫療決定

馬偕醫院醫學教育部教學型主治醫師：林君璐醫師

教案題目：生命終末醫療決定

教案對象：■新制PGY2　□住院醫師R1升R2　□住院醫師R2升R3

教案類型：■病人照護　□專業知識　■人際關係及溝通技巧

□專業素養　□制度下之臨床工作　□從工作中學習及成長

7-1　教學目標

一、訓練目的及目標

畢業後經一般醫學內科訓練，PGY醫師應具備安寧緩和照護基本能力，進行以病人為中心之醫病溝通。

二、教學重點

1. 對於病人的症狀做初步評估。
2. 說明末期疾病可能之發展。
3. 說明施行氣管內插管與心肺復甦術的時機與可能的結果。
4. 說明安寧緩和醫療可以提供的協助。

5. 同理病人的情緒，並給予心理支持。

三、問題與討論

1. 請以近幾年來熱烈討論的安寧緩和照護話題爲例，舉例說出你的看法及建議？
   （例如癌末病人插管、導致病人臨終時受苦等無效醫療之爭議……）
2. 萬一病人與家屬對生命終末之醫療決定意見相左時，該怎麼辦？
   - ◆ 何時該提出生命終末之醫療決定？
   - ◆ 應先與病人討論還是家屬？
   - ◆ 該怎麼說明不同醫療介入之可能結果？
   - ◆ 要不要幫病人或家屬做決定？

四、教材資源重點整理

（一）前言

隨著醫學的進步，人類的生命已大幅延長，卻仍然無法倖免於疾病的威脅與面臨死亡的痛苦。生理上的痛楚不免使靈性也遭受折磨，進而降低生活品質。「To cure sometimes, to relieve often, to comfort always.」西方醫哲卓度（Trudeau）曾闡釋，臨床醫師的專業價值與執業精神實際上應是「偶而治癒，時常緩解及總是寬慰」，正好說明了醫學科技無論再如何進步，也無法治癒所有的疾病、拯救所有的病人；然而，憑藉著關懷、愛心與同理心，醫師可以讓病人在與病魔博鬥之際得到莫大的精神支持力量及心靈上的慰藉。

（二）與時俱進的安寧緩和醫療

Hospice的原意是「旅途中的驛站」，最早起源於羅馬時代，是一處照顧往返旅客及病人臨終的地方。英國桑德絲醫師（Dame Cicely Saunders）於1967年將旅行者中途驛站的概念引進醫療照護的領域，堪稱現代安寧緩和醫療發起人。桑德絲醫師1918年出生於英國，本職爲護理師，其後因職業傷害轉任爲社工人員，有感於當時的臨床醫療對癌症末期病人的照顧並不周全，醫師往往在醫療已達極限後放棄了病人，桑德絲遂於1951年攻讀醫學院，1958年成爲醫師，終於在1967年於英國倫敦近郊錫典罕（Sydeaham）設立聖克里斯多福安寧院（St. Christopher's Hospice），成爲近代安寧療護的典範。

國內安寧療護則起於馬偕醫院。中華民國安寧照顧基金會於1990年成立，同年第一家以安寧病房爲名的末期病人照護病房設立於馬偕醫院淡水分院，並於數年後發展爲馬偕安寧療護教育示範中心。

現今社會對安寧緩和醫療（hospice palliative care）的概念，亦逐漸在轉型，由以往視安寧緩和醫療爲癌症末期的特殊醫療模式，帶著一種治療失敗或放棄治療的意味，到現在認知安寧緩和醫療是一門積極且精進的醫療，依從病人的自主意願，對於無法治癒的末期疾病所帶來的痛苦與不適，不再給予無所不用其極、甚至會加深病人痛楚的侵犯性治療，取而代之的是積極地解除不適的症狀，順應生命必經的歷程，不加速亦不拖延死亡的來臨。這種積極（active）卻不侵犯（aggressive）的態度，在有限中提供最大的輔助，是安寧緩和醫療的核心價值，也是醫療人員應具備的專業素養，更是培育新一代醫師的重點 。

（三）安寧緩和醫療的本質

世界衛生組織於2002年說明，安寧緩和醫療是指「當病人及家屬面臨使生命受威脅的疾病，應早期辨認、完善評估全人（身、心、靈）的需求，經由預防性緩解方式改善其生活品質」。而以下 9 項特質，可以更清晰勾勒出安寧緩和醫療的全貌：

1. 緩解疼痛與其他各種引發痛苦的症狀。
2. 確認生命的價值，視死亡為生命自然的歷程。
3. 不加速死亡、不延緩死亡。
4. 顧及病人心理及靈性層面的需求。
5. 以支持系統協助病人以積極的態度活到最後一刻。
6. 以支持系統協助家屬處理哀傷與面對疾病時遭遇的困難。
7. 整合團隊資源，處理病人與家屬的需求。
8. 促進生活品質、有效改善疾病帶來的影響。
9. 在疾病的早期就該介入，與可延長存活的治療（如化療、放射治療）並行。

（四）安寧緩和醫療條例與不施行心肺復甦術（DNR）

安寧緩和條例在經過多方努力下，於2000年6月7日公布全文15條，並自公布日起施行。

其中重要條文如下：

第一條　為尊重末期病人之醫療意願及保障其權益，特制定本條例。

第三條　本條例專用名詞定義如下：

一、安寧緩和醫療：指為減輕或免除末期病人之生理、心理及靈性痛苦，施予緩解性、支持性之醫療照護，以增進其生活品質。

二、末期病人：指罹患嚴重傷病，經醫師診斷認為不可治癒，且有醫學上之證據，近期內病程進行至死亡已不可避免者。

三、心肺復甦術：指對臨終、瀕死或無生命徵象之病人，施予氣管內插管、體外心臟按壓、急救藥物注射、心臟電擊、心臟人工調頻、人 工呼吸等標準急救程序或其他緊急救治行為。

四、維生醫療：指用以維持末期病人生命徵象，但無治癒效果，而只能延長其瀕死過程的醫療措施。

五、維生醫療抉擇：指末期病人對心肺復甦術或維生醫療施行之選擇。

六、意願人：指立意願書選擇安寧緩和醫療或作維生醫療抉擇之人。

第四條　末期病人得立意願書選擇安寧緩和醫療或作維生醫療抉擇。

前項意願書，至少應載明下列事項，並由意願人簽署：

一、意願人之姓名、國民身分證統一編號及住所或居所。

二、意願人接受安寧緩和醫療或維生醫療抉擇之意願及其內容。

三、立意願書之日期。

意願書之簽署，應有具完全行為能力者二人以上在場見證。

但實施安寧緩和醫療及執行意願人維生醫療抉擇之醫療機構所屬人員不得為見證人。

第七條　不施行心肺復甦術或維生醫療，應符合下列規定：

一、應由二位醫師診斷確為末期病人。

二、應有意願人簽署之意願書。但未成年人簽署意願書時，應得其法定代理人之同意。未成年人無法表達意願時，則應由法定代理人簽署意願書。

前項第一款之醫師，應具有相關專科醫師資格。

末期病人無簽署第一項第二款之意願書且意識昏迷或無法清楚表達意願時，由其最近親屬出具同意書代替之。

無最近親屬者，應經安寧緩和醫療照會後，依末期病人最大利益出具醫囑代替之。

同意書或醫囑均不得與末期病人於 意識昏迷或無法清楚表達意願前明示之意思表示相反。

前項最近親屬之範圍如下：

一、配偶。

二、成年子女、孫子女。

三、父母。

四、兄弟姐妹。

五、祖父母。

六、曾祖父母、曾孫子女或三親等旁系血親。

七、一親等直系姻親。

末期病人符合第一項至第四項規定不施行心肺復甦術或維生醫療之情形時，原施予之心肺復甦術或維生醫療，得予終止或撤除。

第三項最近親屬出具同意書，得以一人行之；其最近親屬意思表示不一致時，依第四項各款先後定其順序。後順序者已出具同意書時，先順序者如有不同之意思表示，應於不施行、終止或撤除心肺復甦術或維生醫療前以書面爲之。

第八條　醫師應將病情、安寧緩和醫療之治療方針及維生醫療抉擇告知末期病人或其家屬。但病人有明確意思表示欲知病情及各種醫療選項時，應予告知。

（五）病人自主權利法

爲尊重病人醫療自主、保障其善終權益，促進醫病關係和諧，2016年1月6日政府公告「病人自主權利法」賦予病人對醫療選項有選擇與決定之權。其中重要條文如下:

第四條　病人對於病情、醫療選項及各選項之可能成效與風險預後，有知情之權利。對於醫師提供之醫療選項有選擇與決定之權利。病人之法定代理人、配偶、親屬、醫療委任代理人或與病人有特別密切關係之人（以下統稱關係人），不得妨礙醫療機構或醫師依病人就醫療選項決作爲。

第五條　病人就診時，醫療機構或醫師應以其所判斷之適當時機及方式，將病人之病情、治療方針、處置、用藥、預後情形及可能之不良反應等相關事項告知本人。病人未明示反對時，亦得告知其關係人。病人爲無行爲能力人、限制行爲能力人、受輔助宣告之人或不能爲意思表示或受意思表示時，醫療機構或醫師應以適當方式告知本人及其關係人。

第十四條　病人符合下列臨床條件之一，且有預立醫療決定者，醫療機構或醫師得依其預立醫療決定終止、撤除或不施行維持生命治療或人工營養及流體餵養之全部或一部：

一、末期病人。

二、處於不可逆轉之昏迷狀況。

三、永久植物人狀態。

四、極重度失智。

五、其他經中央主管機關公告之病人疾病狀況或痛苦難以忍受、疾病無法治癒且依當時醫療水準無其他合適解決方法之情形。

前項各款應由二位具相關專科醫師資格之醫師確診，並經緩和醫療團隊至少二次照會確認。

醫療機構或醫師依其專業或意願，無法執行病人預立醫療決定時，得不施行之。

前項情形，醫療機構或醫師應告知病人或關係人。

醫療機構或醫師依本條規定終止、撤除或不施行維持生命治療或人工營養及流體餵養之全部或一部，不負刑事與行政責任；因此所生之損害，除有故意或重大過失，且違反病人預立醫療決定者外，不負賠償責任。

第十六條　醫療機構或醫師終止、撤除或不施行維持生命治療或人工營養及流體餵養時，應提供病人緩和醫療及其他適當處置。醫療機構依其人員、設備及專長能力無法提供時，應建議病人轉診，並提供協助。

（六）生命終末之病情告知之倫理困境

因爲不同的社會文化背景與倫理價值觀，各國在疾病末期告知的態度與方式皆有所不同。生命終末之病情告知相關議題，在日本相當受到重視，相關研究顯示當告知病人末期的眞相，有助於病人對於末期生活的安排，同時，了解自己末期病情的病人其心理症狀是有顯著下降的。臺灣本土的研究亦有類似的發現：病人了解其末期的眞相，對於善終有正面的影響。

然而，事實上生命終末之病情告知時常困擾著照顧末期患者的醫護人員與家屬，其中常見之倫理困境包括：家屬不知如何告知眞相、覺得病人年紀大了不需了解眞相、擔心病人了解疾病眞相後的心理反應，甚至家屬本身也無法接受末期病情……等。基於上述倫理困境，可運用的解決策略如下：

1. 充分與家屬溝通，讓家屬可以接受末期病情。
2. 找機會探尋病人對自身病情的了解程度。
3. 與家屬討論病人對於得知末期病情時可能有的反應該如何因應。
4. 找尋適當的時機告知適當的人相關病情。
5. 讓家屬了解告知眞實病情的好處。
6. 適時提供醫療團隊中心理師與社工師的協助。

（七）安寧緩和醫療中的醫病溝通

末期疾病患者的存活期有限，而且未來疾病變化的不確定性相當大，然而現實醫療環境中，末期病人卻未必有機會與其臨床醫師好好討論和自身相關之末期疾病照護問題。若能事先在充分的時間內，提供病人與家屬完整的訊息，選擇合乎病人最佳利益（best interest）的醫療方式，才能眞正達到全人的療癒，不但讓病人的身體症狀獲得舒緩，也讓病人的心理狀態與靈性方面都能同時獲得深層的療癒與平安。

良好的安寧緩和醫療之醫病溝通，應包含以下元素：

1. 信賴關係之建立：傳統的醫病關係屬於「父權模式」，醫師的義務乃在促進病患之健康，不論病人之喜好如何，醫師的角色有如監護人。現今的醫病關係建立則已轉型成「以病人爲中心」的模式，醫師的義務為釐清、詮釋相關之病患價值，並進一步執行病患所選擇之醫療照顧方式。培養出有信賴感的醫病關係是良好的安寧緩和醫療醫病溝通的第一步。

2. **充分的時間：**給予病人與家屬充分的時間討論病情是醫師展現關懷與耐心的重要關鍵。末期疾病往往複雜而嚴重，對於未來病情變化與可以選擇的醫療措施，若是沒有充分的時間去說明、等待理解、予以釋疑及開導，絕對無法達成充分的溝通。

3. **適當的場合：**在什麼時間點、選擇在什麼樣的場所、應在場的人員有哪些……等，都是醫師在開啓良好的安寧緩和醫療之醫病溝通前應先思考安排的。

4. **眞誠的主動傾聽：**面對末期疾病，對於病人與家屬都是莫大的衝擊，唯有醫師透過緩和的語調、眞誠的態度、主動的傾聽，探尋病人與家屬眞正的需求，適切的給予情感上的表達與回應，才能帶給病家眞正的寬慰。

5. **非語言的溝通：**臨床溝通上有許多細緻的訊息傳遞，是經由醫師非語言的肢體表現而傳達的，像是以開放的姿勢面對病人、與病人有良好的眼神接觸、容許病人述說而不急著打斷病人、以點頭表示同理及適當的身體接觸……等，都能讓病人感受到醫師是以準備好的態度要與我眞誠的溝通而來的。

五、參考資料

1. Aoki Y, Nakagawa K, Hasezawa K, et al.(1997) Significance of informed consent and truth-telling for quality of life in terminal cancer patients. Radiat Med., 15(2), 133-35.

2. Hu WY, Chiu TY, Chuang RB, Chen CY.(2002) Solving family-related barriers to truthfulness in cases of terminal cancer in Taiwan., 25(6), 486-92.
3. 2017安寧緩和醫學概論，臺灣安寧緩和醫學學會
4. 安寧緩和醫療條例條文內容：www.tho.org.tw/xms/toc/list.php?courseID=14
5. 病人自主權利法：www.rootlaw.com.tw/LawArticle.aspx?LawID=A040170030017800-1050106

重點筆試測驗題（4 選 1）

(3) 1. 下列何者不是良好的安寧緩和醫療之醫病溝通應包含之元素

1. 給予病人與家屬充分的時間討論病情
2. 使用非語言的肢體表現傳達訊息
3. 建立父權模式之醫病關係帶給病人信賴感
4. 以眞誠的態度主動傾聽病人與家屬的需求

(1) 2. 病人符合下列臨床條件之一，且有預立醫療決定者，醫療機構或醫師得依其預立醫療決定終止、撤除或不施行維持生命治療或人工營養及流體餵養之全部或一部，下列何者爲非？

1. 重度失智
2. 末期病人
3. 處於不可逆轉之昏迷狀況
4. 永久植物人狀態

(2) 3. 關於安寧緩和醫療的本質，下列何者爲非？

1. 確認生命的價値，視死亡爲生命自然的歷程

2. 限定治療的方式，例如不能用化學治療、放射治療或開刀

3. 緩解疼痛與其他各種引發痛苦的症狀

4. 以支持系統協助病人以積極的態度活到最後一刻

(3) 4. 不施行心肺復甦術或維生醫療，應符合下列哪些規定？

A.應有意願人簽署之意願書

B.未成年人無法表達意願時，則應由法定代理人簽署意願書

C.無最近親屬者，應經安寧緩和醫療照會後，依末期病人最大利益出具醫囑代替之

D.應由3位醫師診斷確爲末期病人

1. AB

2. AC

3. ABC

4. ABCD

(4) 5. 生命終末之病情告知有哪些倫理困境？

A.家屬本身無法接受末期病情

B.覺得病人年紀大了不需了解眞相

C.擔心病人了解疾病眞相後的心理反應

D.家屬不知如何告知眞相

1. AB

2. AC

3. ABC

4. ABCD

7-2　情境設置

一、告示牌

第 5 站

您將要進去與患者討論當
生命終末時，
是否施行心肺復甦術
(生命終末醫療決定)

場景配置圖

1. 測驗站門口讀題區。

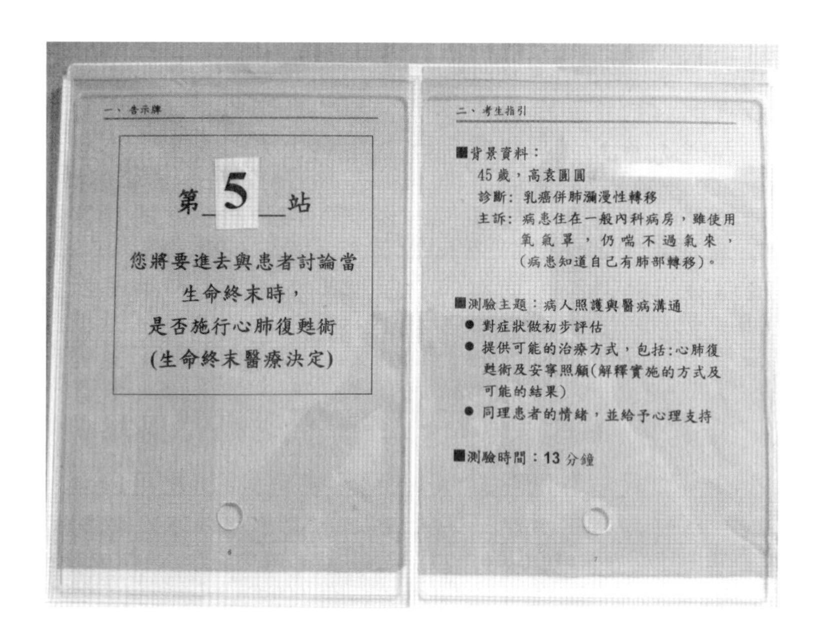

2. 45歲女性，乳癌合併肺部瀰漫性轉移，因為氣促，住在一般醫學內科病房。

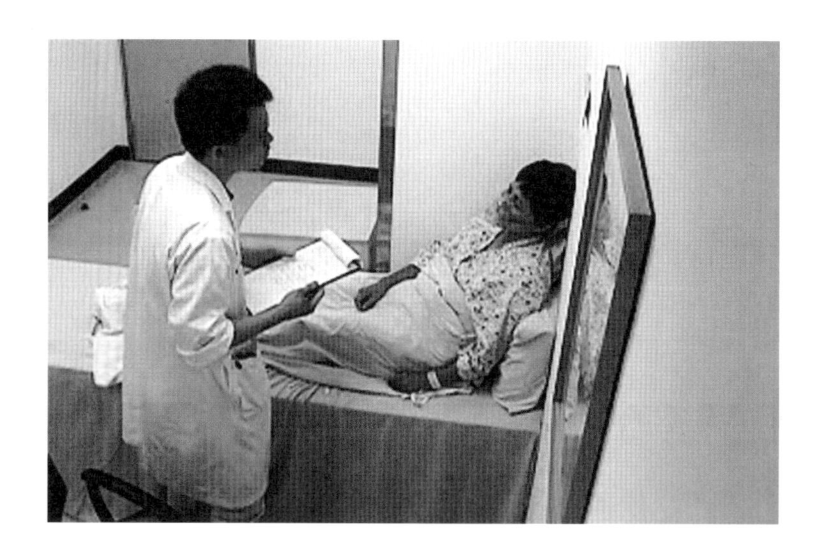

3. 病房設有氧氣罩及Pulse Oximetry。

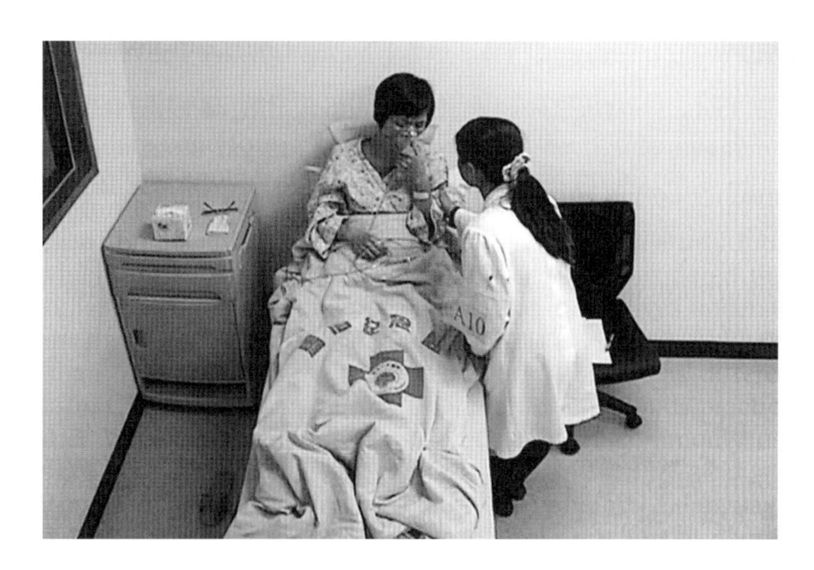

4. 考官觀察及測驗後回饋區。

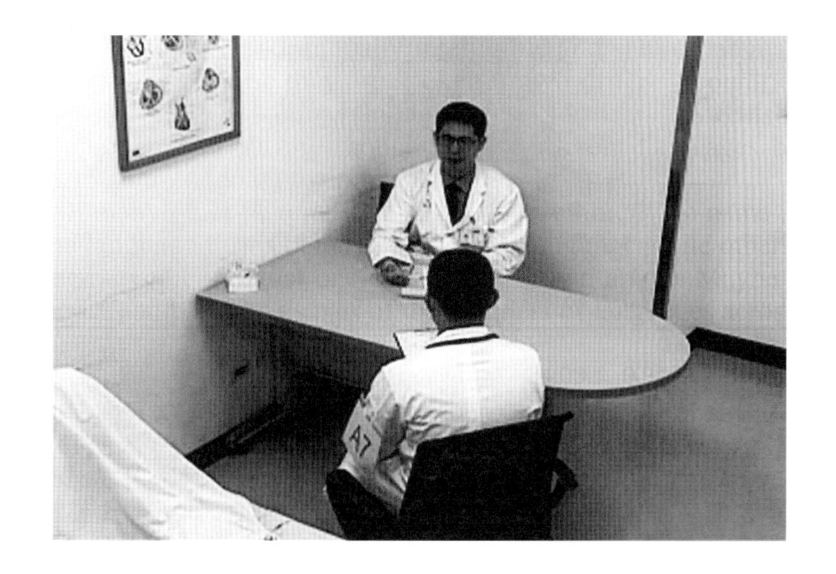

7-3 教案指引

一、考生指引

■背景資料：

- 病人姓名：高袁圓圓
- 年齡性別：45歲，女性
- 診斷：乳癌合併肺部瀰漫性轉移
- 主訴：病患住在一般內科病房，雖使用氧氣罩，仍然喘不過氣來（病患已知道自己有肺部轉移）。

■測驗主題：安寧緩和照護中之醫病溝通

- 對症狀做初步評估。
- 提供可能的治療方式，包括：心肺復甦術及安寧照顧（解釋實施的方式及可能的結果）。
- 同理病人的情緒，並給予心理支持。

■測驗時間：13分鐘

相關檢查報告

（放置於門口及診間桌面上）

生命徵象：體溫：36.8℃；心跳：109/min；呼吸：22/min；
血壓：102/64 mmHg；E4M5V6

Pulse Oximetry：SpO_2 94%

CXR（lung metastasis）

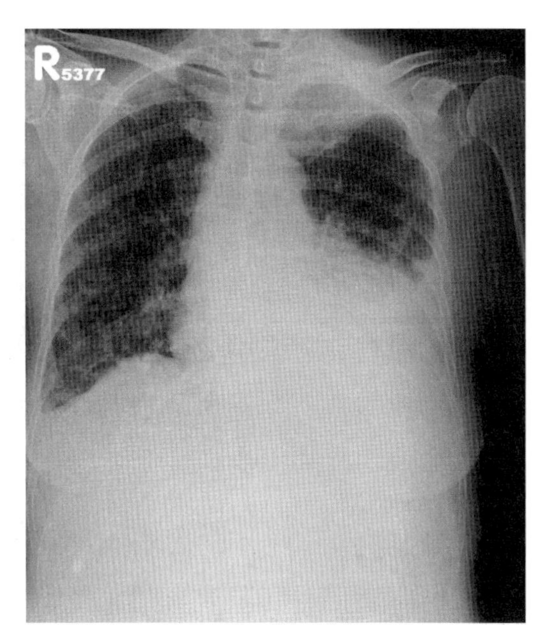

二、考官指引

■評分重點提示

1. 本考試目的在於爲PGY接受內科訓練時，面對安寧緩和醫療情境時的臨床溝通基本能力來把關，不在於鑑別優劣。
2. 請掌握本題之測驗目的爲回饋型教案。
3. 本題之關鍵評核項目（critical decision point）爲____________，特別留意、把關。
4. 本題預期一般PGY醫師之平均表現爲 15.7 分。
5. 請詳讀checklist項目、評分說明。

■測驗場景：一般醫學內科病房

■標準化病人基本資料：高袁圓圓，45歲女性，乳癌合併肺部瀰漫性

轉移，已知道自己有肺部轉移

■病情摘要：

（一）個案情境與主訴（由標準化病人主動告知）

1. **主訴：**雖然使用氧氣罩，還是喘不過氣來。這個月已經第二次因爲呼吸困難而急診住院了。
2. **情境：**因喘越來越厲害，病人相當焦慮害怕，想知道如果繼續喘不過氣來，要怎麼辦？要插管嗎？除了插管以外，有沒有別的選擇?

（二）此次會談目的

1. 對於病人之不適症狀做初步評估。
2. 說明疾病可能之發展。
3. 說明施行氣管內插管與心肺復甦術的時機與可能的結果。
4. 說明安寧緩和醫療可以提供的協助。
5. 同理病人的情緒，並給予心理支持。

（三）病人的態度及情緒

病人個性獨立堅強，罹患乳癌之後的醫療決策主要由自己做決定。雖然知道自己乳癌已有肺部轉移，但對於入院 1 週以來，已使用氧氣罩仍覺得喘，有明顯的不安。

（四）現在病史

乳癌併肺轉移，肺部有瀰漫性腫瘤浸潤，現有的醫療方式已無法控制其癌症病情。不定時需使用氧氣。這個月已經第二次因呼吸困難而急診住院。

（五）過去病史

5 年前罹患乳癌接受腫瘤手術切除及後續化學治療。之後每 3 個月固定返診追蹤，情況一直維持不錯。今年年初，例行性檢查發現肺部轉移：半年來化學治療及標靶治療均無法有效控制腫瘤，肺部轉移性腫瘤數量快速增多。

（六）個人史

不抽菸、不喝酒，無不良嗜好。不愛運動，養一隻狗快 10 年了。

（七）成長歷程

師範學院畢業後，就開始教書到現在約23年了。母親在自己30歲時因乳癌過世，過世前緊急被送到急診時，在父親的堅持下，母親有被插管，在加護病房待了近 1 個月後還是走了。因爲這個經驗，使自己從罹患癌症開始就堅持由自己做醫療決定。

（八）家族史

母親 15 年前乳癌過世。父親健在。自己排行老大，下有弟弟妹妹各 1 人。先生也是老師。兒子今年20歲，大學二年級。

（九）婚姻或性生活

結婚22年。感情和睦。

（十）系統回顧

對於越來越喘有點擔心，覺得和當年母親要過世前的情況很像，但又有點害怕面對事實。尚未和先生及兒子討論這個部分，只是放在心上。另一方面，又害怕再不問會有突發狀況，像母親當年一樣。

（十一）特殊檢查

胸部X光顯示肺部瀰漫性轉移性腫瘤浸潤。

■道具及器材：病房設有氧氣面罩及Pulse Oximetry。

■演出時間：13 分鐘

■回饋時間：5分鐘

■評分說明：

1. 醫師富有愛心、關懷和同理心來照顧病患 10%

語言：使用病人聽得懂的語言、適當肢體語言的表達。

同理心：耐心傾聽病人談話，展現適當的身體語言（如：握手、拍肩、遞上衛生紙），並且態度眞誠提供病人適當的心理支持，能與病人從同一角度來思考。

2. 醫師可以適時且有效地處理病患健康問題 20%

解釋心肺復甦術：說明實施方式，可能結果。

解釋安寧緩和醫療：（說明實施方式）並恰當使用合適字眼描述末期狀態。（說明使用時機）並說明安寧緩和醫療的基本精神。

5. 醫師能表現出溝通技巧來達成與家屬有效的資訊交換 70%

關係建立：自我介紹，稱呼病人，適當相對位置。

切入主題：針對症狀做初步評估（症狀有哪些，如：喘的情形、對生活之影響或症狀持續的時間）。

病患相關資料收集：釐清病人擔心的問題爲何、了解病人之核心生命價值觀。

回應與核對：適當回應病人的問題、確定對方聽到了什麼。

相關檢查報告

（放置於門口及診間桌面上）

生命徵象：體溫：36.8℃；心跳：109/min；呼吸：22/min；

血壓：102/64 mmHg；E4M5V6

身體檢查結果：皮膚：手掌濕冷，但顏色正常。結膜呈淡粉紅色；鞏膜呈白色。

胸腔與肺：胸腔對稱。肺部擴張減少。左下葉呼吸音下降，叩診呈實音。

腹部：平坦，柔軟，無觸痛。

Pulse Oximetry：SpO_2 94%

CXR（lung metastasis）

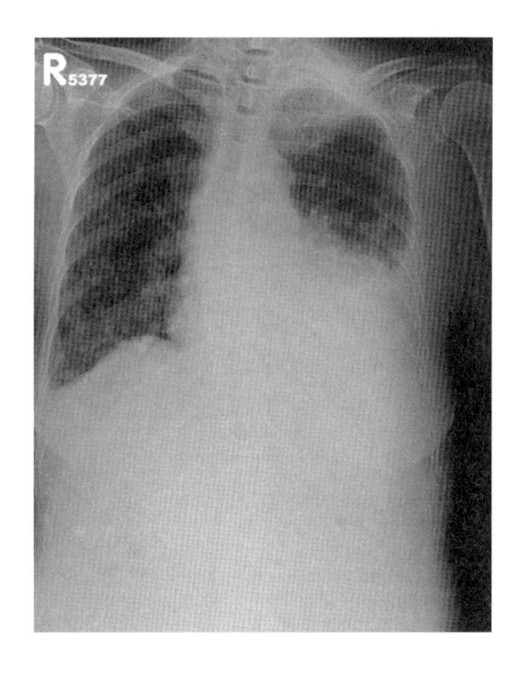

三、SP 指引（劇本）

標準化病人指引：高袁圓圓，女，45歲。

考題說明

■測驗主題：生命終末醫療決定。

■演出任務：本考題測驗考生面對安寧緩和醫療情境時的臨床溝通基本能力。請你與考生討論症狀控制的幾種可能性。

■情境和起始姿勢：你住在一般醫學內科病房已 1 週，這是你這個月第二次因呼吸困難而由急診住院。對於最近 1 週來已使用氧氣罩仍覺得喘，有明顯的焦慮與不安。你想詢問醫師因喘越來越厲害，如果繼續喘不過氣來，要怎麼辦？要插管嗎？除了插管以外，有沒有別的選擇？（情緒指數score 8/10）

■人力和道具：40~50歲女性標準化病人 1 名。病患臉上戴著氧氣面罩幫助呼吸，手上配戴監測血氧濃度的Pulse Oximetry。

■演出時間：13 分鐘

■回饋時間：5 分鐘

回應考生原則

被動接受詢問，若考生以開放式問句，可多提供相關訊息。

劇情摘要

（一）臨床資料

1. 基本資料：高袁圓圓，45歲。已婚，育有一子，小學老師。

2. 個案情境與主訴（由標準化病人主動告知）

雖使用氧氣罩，仍喘不過氣來。這個月已經第二次因呼吸困難而急診住院。

（二）此次會談目的

1. 考生將為你的不適症狀做初步評估。
2. 考生應向你說明目前疾病可能之發展。
3. 了解施行氣管內插管與心肺復甦術的時機與可能的結果。
4. 了解安寧緩和醫療可以提供給你的協助。
5. 考生應同理你的情緒，並給予你心理支持。

（三）病人態度及情緒

你的個性是相當獨立堅強的。罹患癌症之後的醫療決策，主要都由自己做決定。雖知道自己是乳癌且已肺部轉移，但對於最近 1 週來已使用氧氣罩仍覺得喘，有明顯的不安。

（四）現在病史

乳癌併肺轉移，肺部有瀰漫性腫瘤浸潤，現有的醫療方式已無法控制癌症病情。不定時需使用氧氣。這個月已經第二次因呼吸困難而由急診住院。

（五）過去病史

5 年前罹患乳癌接受腫瘤手術切除及後續化學治療。之後每 3 個月固定返診追蹤，情況一直維持不錯。今年年初，例行性檢查發現肺部轉移：半年來化學治療及標靶治療均無法有效控制腫瘤，肺部轉移性腫瘤數量快速增多。

（六）個人史

不抽菸、不喝酒，無不良嗜好。不愛運動，養一隻狗快10年了。

（七）成長歷程

師範學院畢業後，就開始教書到現在約23年了。母親在自己30歲時因乳癌過世，過世前緊急被送到急診時，在父親的堅持下，母親有被插管，在加護病房待了近1個月後還是走了。因爲這個經驗，使自己從罹患癌症開始就堅持由自己做醫療決定。

（八）家族史

母親15年前乳癌過世。父親健在。自己排行老大，下有弟弟妹妹各一人。先生也是老師。兒子今年20歲，大學二年級。

（九）婚姻或性生活

結婚22年。感情和睦。

（十）系統回顧

對於越來越喘有點擔心，覺得和當年母親要過世前的情況很像，但又有點害怕面對事實。尚未和先生及兒子討論這個部分，只是放在心上。另一方面，又害怕再不問會有突發狀況，像母親當年一樣。

（十一）特殊檢查

胸部X光顯示肺部瀰漫性轉移性腫瘤浸潤。

劇本對白例句

病歷架構	醫師對 SP 的問題	SP 的回應
自我介紹與確認病患（關係建立）	高女士你好，我是（　）醫師	（　）醫師你好
主訴（關係建立）	你有哪裡不舒服？	我喘得越來越厲害，已經用到氧氣罩了，還是很喘，接下來該怎麼辦？
現在病史（關係建立）	我幫你聽一下肺部好嗎？	可以。……（聽診結束後）結果怎麼樣？
	我看一下你目前氧氣使用的情形。	已經是最大量了。
	你知道你為什麼會喘得這麼厲害嗎？	是腫瘤造成的嗎？
（切入主題）	有沒有人跟你談過你的病情？	我知道肺部轉移，但接下來會怎麼樣？
	我要測一下動脈血含氧量。	如果太低怎麼辦？
	再喘下去，就要考慮插管了。	那是怎麼一回事？
	你會接受喘不過來時，讓我們幫你插管嗎？	還有沒有其他方法呢？我母親當年也是插管，後來也是走了。
	如果不插管的話，我們可以用一些藥物來幫你止喘。	這樣就可以不插管了嗎？不插管的話，我還可以活多久呢？
	…	醫師，我 什麼會喘得這麼厲害？
	…	再下去該怎麼辦？
	…	除了插管，就沒有其他的方法了嗎？
	…	我聽說有安寧病房，那有什麼不同嗎？（當醫師想不到除了插管以外的處理方式時的暗示）
	…	我是不是會這樣一直喘到死？
同理心演練（若前面回答順利，才進行此部分；否則直接跳第四段總結）	…	醫師，我是不是快死了？
	…	醫師，請你一定要救救我啊！
總結	…	有什麼方法可以確定到時候，你們會尊重我的決定，不會幫我插管？

7-4 評分設計

一、評分表

■教案名稱：生命終末醫療決定　　■受 測 者：____________

■教案編號：　　■受測日期：____________

■測驗項目：■病人照護　□專業知識　■人際關係及溝通技巧

□專業素養　□制度下之臨床工作　□從工作中學習及成長

ACGME 考核項目與計分百分比（%）	本站考核內容	評分					
		5	4	3	2	1	N/A
1. 醫師富有愛心、關懷和同理心來照顧病患 10%	1. 傾聽病人談話，提供病人適當的心理支持						
2. 醫師可以適時且有效地處理病患健康問題 20%	2. 解釋心肺復甦術（說明實施方式，可能的結果）解釋安寧緩和醫療（說明所提供的醫療支持）						
5. 醫師能表現出溝通技巧來達成與家屬有效的資訊交換 35%	3. 與病人建立個人連結並且維繫這樣的連結（關係建立）、引導病人說出對自己主訴的看法（切入主題）資料收集						
5. 醫師能表現出溝通技巧來達成與家屬有效的資訊交換 35%	4. 表達出同理心以回應病人發出的弦外之音、表達想要與病人一同努力增進健康（核對）						
備註：		評分考官簽名：					

建議之及格標準：3 級分；你認為考生整體表現如何：

整體表現	說明	差 1 分	待加強 2 分	普通 3 分	良好 4 分	優秀 5 分
	評分					

評分說明：

5 非常同意：表現值得讚許	2 不同意：部分需改善
4 同意：表現優良	1 非常不同意：需大幅改善與檢討
3 普通：合乎期待	N/A：無法針對此項目進行評估

Chapter 8

以六大核心能力為基礎的一般醫學模擬訓練成效分析

馬偕醫院醫學教育部教學型主治醫師：林君璐醫師

8-1 執行以六大核心能力爲基礎的一般醫學模擬訓練

一、考站及格標準設定

以六大核心能力爲基礎的一般醫學模擬訓練，既然是以Small Scale OSCE這樣的測驗型式作爲基礎，自然會有「及格」與「不及格」的考量。而所謂「及格」的眞正意涵，其實指的是對於學習者的精熟度設定評估標準的方法。

而針對精熟度的評估，可分爲以下六大面向[1]。

1. 著重於試題、受試者或是受試者對試題反應之評估。
2. 著重於最低能力者在試題任務上表現之評估，如將受試者反應分類。
3. 著重於評估的過程，提供評估時回饋的訊息類型。
4. 著重於評估人數與組合，如成員類型、同質或異質程度。
5. 著重內在效度、外在效度形成方式。
6. 著重評量的本質，檢視試題類型。

本院在執行此以六大核心能力爲基礎的一般醫學模擬訓練前，依據考官訓練營的考官共識，初步將各情境教案的及格標準訂定在60分，此及格標準的訂定並非僅僅是要將受試者分類爲「通過」與「不通過」，而是要透過學習者對於自身任務表現與同儕間的比較，達成更進階一層的教育性的目的。

二、教案難易度與鑑別度分析

在執行以六大核心能力爲基礎的一般醫學模擬訓練的準備階段，模擬訓練內容均以接受一般醫學內科訓練的學員在臨床工作時需具備的能力做考量而設計，因此，在各情境教案的難易度區別上，使用了學員在各情境教案的通過（及格）率高低作爲其定義：

- ◆困難教案： 學員通過（及格）率 <60%
- ◆難易適中教案：60%<= 學員通過（及格）率 <=90%
- ◆簡單教案：學員通過（及格）率 >90%

除了分析各情境教案的難易度外，更進一步想了解的是教案情境的設計是否能區分出學員臨床能力的優劣程度，即鑑別度分析，使用的是鑑別度指數。

要計算鑑別度指數，首先要將學員成績最佳的25%與最低的25%兩族群找出，並計算最佳組與最低組其各自的教案的通過率：

鑑別度指數＝最佳組教案通過率－最低組其教案通過率

也就是，鑑別度指數為兩組通過率差

- ◆優異鑑別度教案：鑑別度指數 ≧0.4

◆ 高鑑別度教案：鑑別度指數 ＝0.3~0.39

◆ 中鑑別度教案：鑑別度指數 ＝0.2~0.29

◆ 低鑑別度教案：鑑別度指數 ≦0.19

教案鑑別度之計算，可參考以下範例[2]：

當考生人數 n=23

成績最佳的25%學員人數為6人，成績最差的25%學員人數亦為6人時

教案情景	最佳組通過人數	最佳組通過率	最差組通過人數	最低組通過率	兩組通過率差	教案鑑別度
1. 心臟科住院病患突發腦中風	6	100%	2	33%	0.77	優異
2. 癌末病患生命終末醫療決定	6	100%	0	0%	1.00	優異
3. 運用醫學實證向病患解釋疾病治療方法之優劣	6	100%	5	83%	0.17	低
4. 發燒病患會診感染科後之病情解釋	6	100%	0	0%	1.00	優異
5. 緊急血液透析之溝通	6	100%	0	0%	1.00	優異

三、測驗後的即時回饋

由於一般醫學模擬訓練教案的場景與劇情皆經過精心設計，包含多元的PGY醫師在接受一般醫學內科訓練應具備的核心能力，因此，在執行此OSCE測驗時需給予考生較長的測驗時間，本院執行此一般醫學模擬訓練時，每個教案的試驗時間均延長至 13 分鐘，讓考生能夠逐漸融入該情境，而有充裕的時間展現其眞實的臨床能力。在測驗結

束後緊接著 5 分鐘的即時回饋當中，給予回饋建議的不只有當站的考官，參與考試的標準化病人亦以病人的角度出發，讓考生理解在專業的疾病診斷治療之外，病人與家屬的需求及感受是什麼，而這樣的經驗是彌足珍貴的（標準化病人回饋訓練，詳見第 9 章）。畢竟，在眞實的臨床工作場域，病人與家屬可能因本身各異的表達能力、對醫療人員的醫病關係信賴度高低、疾病預後之不同以及相關之醫病利害關係，往往很難在第一時間眞實且完整的陳述他們對於當下對臨床醫療之眞正感受。此外，在每一個測驗情境中，參與考試的標準化病人會拿到一份「360度多面向評核表——病患版」，以病人的角度給予考生客觀且結構化的評核，且能在測驗後即刻給予學員回饋。病患版以病人爲中心的各情境評核內容如下：

1. 心臟科住院病患突發腦中風

- 醫師可以適時且有效地處理你父親的健康問題。（15%）
- 醫師有傾聽，並使用你聽得懂的話回應你的問題。（15%）
- 醫師有解釋加護病房轉入原則及回答你重大傷病申請要求。（35%）
- 醫師能有效地整合所有資源，以提供你父親最適當的醫療照護。（35%）

2. 癌末病患之生命終末醫療決定

- 醫師富有愛心、關懷和同理心來照顧你。（10%）
- 醫師有解釋心肺復甦術以及安寧緩和醫療來讓你知道，並適時地處理你的健康問題。（20%）
- 醫師有傾聽，並引導你說出對自己主訴的看法，用你聽得懂的話回應你的問題且表達想要與你一同努力增進健康。（70%）

3. 運用醫學實證向病患解釋疾病治療方法之優劣

- 醫師有引導你說出對自己主訴的看法，並表達出同理心來回應你發出的疑慮，以及想要與你一同努力增進健康。（20%）
- 醫師有能力評讀與汲取科學證據，來改善對你的照顧品質。（80%）

4. 發燒病患會診感染科後之病情解釋

- 醫師富有愛心用關懷和同理心來照顧你。（10%）
- 醫師可以適時且有效地處理你的健康問題。（20%）
- 醫師有傾聽並用你聽得懂的話回應你的問題。（10%）
- 醫師能尊重你並具備負責任之專業態度。（20%）
- 醫師有注意你的隱私及尊重你的自主權。（20%）
- 醫師有談到健保支付或補助的相關規定。（10%）
- 醫師有談到愛滋病醫療的資訊及建議（例如個案管理師、藥師、營養師、社工師等跨職系團隊）。（10%）

5. 緊急血液透析之溝通

- 醫師有給予你足夠的時間說出對自己目前疾病的看法。（20%）
- 醫師有同理你對於接受緊急透析的不安。（20%）
- 醫師說明專業的臨床處置時淺顯易懂，讓你感到可信賴。（40%）
- 醫師有表現出最大誠意要與你一同努力恢復健康。（20%）

由試後考生回饋問卷調查中可以發現，參與測驗的PGY學員們對於此「以病人的角度給予的回饋」都一致感到相當重要，也很珍惜這樣的經驗：

「SP的回饋讓我們知道了病人對醫師的期待」
「SP的回饋很有幫助，因為身為臨床醫師必須了解病人真正的感覺」
「SP很專業，讓我們在醫病互動方面更進步」
「SP直接指出了我們在面對病人時該要注重的細節」
「SP以病人的角度給予回饋，讓我覺得更具有參考價值」
「因為SP的回饋，幫助了我了解自己解釋病情的態度，而某些不適當的習慣，的確需要有人提醒！」

考官在測驗後的即時回饋亦是執行以六大核心能力爲基礎的一般醫學模擬訓練的成敗關鍵，因爲僅僅依照模擬情境與病人互動、執行臨床處置，PGY醫師們或許能從其中察覺到自己的不足，然而，唯有透過客觀且即時的考官回饋，PGY醫師們才能正確釐清自身需加強的能力，以及如何保持原本就具備的優點與優勢。

在如此短暫又緊湊的一般醫學模擬測驗中，要達成客觀又有品質的試後考官即時回饋，可參照下列程序施行：

1. 考站任務完成度分析

每個考站評分表中的考核內容，皆完整描述了於該情境所包含的中心核心能力（各情境核心能力評核內容，請詳見各章節），考官在13分鐘的測驗進行中，除了以李克特量表（Likert scale）作量性的評分外，其實最重要的是詳實觀察並記錄考生的行爲展現，此質性評核除了包含考生對於當站任務有執行與沒有執行的相關行爲紀錄外，亦將執行過程面的優缺點加以描述，藉以達成OCSE客觀且結構化的評量特質。

2. 三明治回饋法

回饋是醫學教育中不可缺少的工具，但事實上對於教師和學習者而言，回饋往往並不如想像般容易進行。三明治回饋法（Feedback Sandwich）因爲其原則簡單實用，而且在實施回饋時可以降低被回饋者的防禦心理，提升對於接下來所要溝通的內容的期待，同時可以建立教師和學習者的信任，以更好地管理涉及個人的問題，因此成爲廣爲接受的回饋模型。

三明治回饋技巧分爲三步驟：

第一步：以認同的態度，肯定學習者表現好的地方。

第二步：提出期待學習者改進的建設性意見。

第三步：正面說明整體看法，支持鼓勵學習者改進。

運用此回饋模型，教師可以「診斷」學習者的準備度與執行度，並採用集中的干預措施來鼓勵所期望的改變。只是，當從三明治回饋自肯定轉換到建議之時，若使用了負面詞彙做爲連接詞，如「但是」、「不過」，容易讓學習者懷疑先前的肯定是否眞誠。若教師在提出眞誠建議之際，同時能使用正向的連接詞串聯雙方共識，如「只是」、「而且」，相信可以使學習者的行爲改變更正面更有效率。

3. 分享臨床經驗

參與此一般醫學模擬訓練的OSCE考官，分別爲神經內科、腎臟科、心臟科，胸腔科、感染科、放射腫瘤以及血液腫瘤等相關科別之專科醫師，獲邀參與此模擬訓練的考官除了本身都具備OSCE國家考試考官資格外，亦都需參加以六大核心能力爲基礎的一般醫學模擬訓練工作坊，取得訓練資格。也因爲如此嚴格的資格取得流程，得以篩選出除了具備專業能力知識外，亦相當有熱忱投入PGY 一般醫學模擬訓練的臨床教師，他們珍貴的臨床經驗分享不但大幅提升學員對此的滿意度，更實質讓學員在試後即時回饋學習得更多更深入！

8-2 一般醫學模擬訓練執行成果與展望

馬偕紀念醫院自2013年4月首次針對接受畢業後一般醫學訓練之PGY醫師辦理以六大核心能力爲基礎的一般醫學模擬訓練至2017年底，已舉辦過20場次ACGME competencies-based PGY OSCE，而接受過此一般醫學模擬訓練之PGY醫師共計350名，參與此模擬訓練的OSCE考官共計200人次，累計一般醫學模擬訓練總時數達35,000人次×分鐘。本訓練不僅僅應用在馬偕紀念醫院接受一般醫學內科訓練之PGY醫師，亦曾協助市立聯合醫院訓練 10 多位於一般醫學內科受訓的PGY醫師，並獲得非常正向的回應，以下爲外院學員來函回饋：

> 「當知道在星期六的下午還要被指派到馬偕參加PGY OCSE，而且是在遙遠的淡水馬偕臨床技能中心，直覺是又要配合院方的教學政策，卻浪費我的週六假期，心中有千百個不願意，心想一定又是個型式化的訓練，更何況是參加測驗……
> 直到完成5站內科PGY OCSE，發覺考站的場景與測驗的內容設計相當的深入且實際，是在臨床上的確會遇到的情況，而測驗之後考官的立即回饋，直接指出測驗時所作的診斷、處置是否正確外，也能即時了解自己的優缺點，真是受益良多，很感謝馬偕醫院如此用心舉辦這種針對PGY的臨床教學訓練！」

衛生署的畢業後一般醫學訓練計畫自2003年7月公告實施至今，由第一階段爲期3個月的一般醫學訓練，奠定一般醫學精神理念；第二階段2006年度起辦理6個月畢業後一般醫學訓練，培育一般醫學指導師資，建立訪查評估制度；第三階段2011年度起實施一年期畢業後一般醫學訓練計畫，培養新進醫師具備獨立醫療實踐能力；至2019年度將實施的兩年期畢業後一般醫學訓練計畫，均是爲了逐步強化畢業後全人醫療，以因應臺灣未來的社會需求及快速老年化之趨勢。紮實的畢業後一般醫學基礎教育訓練，是受訓的年輕醫師們得以順利銜接專科住院醫師訓練的根基，而「以六大核心能力爲基礎的一般醫學模擬訓練」正是此種扎根訓練的系統化教育模式。展望未來，馬偕紀念醫院已著手將此一系統化教育模式延續到住院醫師訓練，如「急重症住院醫師模擬訓練」，以及「應用擬眞教學團隊合作之臨床照護訓練」等計畫，皆已進行多年，且顯現卓著成效。相信馬偕團隊依循此步驟，有層次性的醫學教育訓練，能爲社會造就符合時代需求的醫師人才！

參考資料

1. Pitoniak, M. J. Standard setting methods for complex licensure examinations. Unpublished doctoral dissertation, University of Massachusetts, Amherst. 2003.
2. Small-scale OSCE is Useful for Evaluation of the ACGME General Competencies of PGY1 Residents in Internal Medicine Jiun-Lu Lin, Yung-Wei Hsu, Chun-Chih Peng, Rong-Luh Lin, Cheng-Hsin Chu,Chiu-Ping Kuo, Tseng-Yu Huang, Shou-Chuan Shih, Min-Shu Wang, His-Hsien Hsu & Ching-Chung Lin J Med Education 2014; 18:114~123.

PART 3

標準化病人訓練

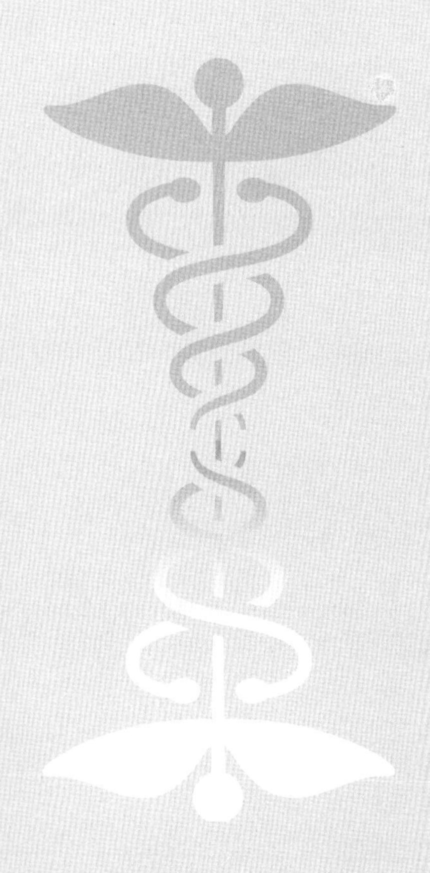

Chapter 9

標準化病人回饋訓練與心得分享

馬偕醫院臨床技能中心：王明淑技術主任

9-1 前言

標準化病人（SP）應用於OSCE評量由來已久，自1963年由Dr. Howard Barrows正式發展應用於神經科教學後，已成為歐美國家和臺灣用以評量筆試無法測驗的臨床技能的客觀工具。除了應用於畢業前醫學生考試，在醫院教學實務中，SP更廣泛應用於臨床各職類教學型OSCE。

馬偕醫院自2008年4月開始招募標準化病人，且廣泛應用於醫院內各職系OSCE教學和測驗，其中以溝通技巧教學及身體評估應用為主。在一般醫學模擬訓練時，我們將標準化病人導入必須回饋及評量學員的責任，此有別於舊有的OSCE只讓考官評分的方式，因此需要加強標準化病人的回饋技巧和評分訓練。

一、規劃 SP 評分和回饋訓練工作坊

訓練目標：

1. 確認有效回饋的重要內容。
2. 了解給予回饋的最佳方式及詞語。

3. 實際觀察與練習給予回饋或接受回饋。

4. 改善回饋的技巧。

5. 運用新的回饋技巧。

二、進行方式與流程

在設計學習課程，擬訂訓練工作坊時，SP的分配採以同組人員擔任固定的教案演出，並採用PGY OSCE教案劇本進行角色扮演。

SP 回饋模擬考生演練：3分鐘

SP 自我評估 3分鐘，內容包含：

1.我什麼地方做得比較適當？

2.我遇到什麼困難？

3.我用了哪些策略？

SP 同儕回饋：3分鐘

1.你什麼地方做得比較適當？

2.你遇到什麼困難？

3.你用了哪些策略？

全體綜合討論：分享與確認自己將來會執行的回饋要領。

9-2　課程規劃：SP 評分和回饋訓練工作坊

地點：OSCE中心　　　　　　　　　　　　　　對象：PGY OSCE各站SP

<table>
<tr><th colspan="2">時間</th><th colspan="3">主題</th><th>主講人</th><th>地點</th></tr>
<tr><td colspan="2">13:00-13:10 (10)</td><td colspan="3">長官致詞：Introduction</td><td>主任</td><td>大教室</td></tr>
<tr><td colspan="2">13:10-13:35 (25)</td><td colspan="3">認識 ACGME</td><td>醫師</td><td>大教室</td></tr>
<tr><td colspan="2">13:35-13:55 (20)</td><td colspan="3">執行 ACGME OSCE 要領：
Why is feedback important and why is it so difficult?</td><td>OSCE 主任</td><td>大教室</td></tr>
<tr><td colspan="2">13:55-14:10 (15)</td><td colspan="3">SP 回饋技巧 A：
What is effective feedback?</td><td>SP 講師</td><td>大教室</td></tr>
<tr><td colspan="2">14:10-14:30 (20)</td><td colspan="3">影片示範：Video vignettes</td><td>SP 講師</td><td>大教室</td></tr>
<tr><td colspan="2">14:30-14:45 (15)</td><td colspan="3">SP 回饋技巧 B：How to do it well?</td><td>SP 講師</td><td>大教室</td></tr>
<tr><td colspan="6">14:45-15:00（15 分鐘）　Break　分組演練</td><td></td></tr>
<tr><td colspan="6">15:00-16:00（60 分鐘）　Role play and Report back</td><td></td></tr>
<tr><td>站別</td><td>第 1 站</td><td>第 2 站</td><td>第 3 站</td><td>第 4 站</td><td>第 5 站</td><td rowspan="4">每站 SP4 人
Role play
8min(5+3);
Report back
6min(3+3)</td></tr>
<tr><td>教案主題</td><td>CV 病房
病患突發
腦中風</td><td>病患有家人陪伴下，解釋 HIV 檢驗，並取得同意</td><td>運用 EBM 向病患解釋疾病治療方法之優劣</td><td>生命終末醫療決定</td><td>急救過程之團隊合作</td></tr>
<tr><td>指導考官</td><td>考官 1
考官 2</td><td>考官 1
考官 2</td><td>考官 1
考官 2</td><td>考官 1
考官 2</td><td>考官 1
考官 2</td></tr>
<tr><td>SP 群組</td><td>4 人</td><td>8 人</td><td>4 人</td><td>4 人</td><td>8 人</td></tr>
<tr><td>16:00-16:20</td><td colspan="6">全體綜合討論 : Action plan : Identify 3 things they will do</td></tr>
</table>

回饋技巧操練：應用事前拍攝回饋示範影片引導SP提出回饋技巧和說明觀察：

- 舉出 3 項哪裡做得適當？
- 舉出 3 項哪裡做得不適當？

● 舉出3項：若換成你，你會怎麼做回饋？

經過半日工作坊課程後，考官和SP得以共識OSCE每站進行的重點和評分要項，更重要是回饋的技巧和內容能切入考試任務，以病人角度反應出對考生的感受和該站學習目標。

9-3 馬偕醫院標準化病人的招募與發展

馬偕醫院自2007年4月成立OSCE工作小組，經過10年SP發展歷程，參與實習醫師畢業前國家考試，進而發展社工師、藥劑部、護理部、呼吸治療學系、檢驗科、臨床心理師、諮商心理師、自殺防治中心、物理治療、職能治療、放射師、營養師、精神科職能治療、牙科OSCE，及GOSCE、OSTE、應用高擬眞假人和SP結合臨床情境執行跨領域OSCE。

自馬偕醫學院成立後，醫學系教學更大量應用SP於心臟生理學、溝通技巧、臨床診斷學和身體檢查等，在SP充分訓練及每年持續規劃課程進階訓練，邀請藝術戲劇系教授和心理劇場導演（Psychodrama Theory）、特殊化妝等專家陸續舉辦紓壓情緒、去角化（De-roling）、身體疼痛與病徵認識課程及訓練師工作坊，不只在醫院內進行SP人才培訓，多年來馬偕SP訓練團隊也在臺灣各大醫院進行SP和訓練師進階培訓，並舉辦工作坊來提升SP質量及有效管理，進而維持穩定的成長。

在2009年開始參與支援各醫院、學校需求，將培訓良好SP人才分享至實踐大學社工系、長庚醫院社工師培訓、安寧腫瘤學會、疼痛醫學會、中醫師OSCE試辦、愛滋病個管師認證、糖尿病注射藥物衛教、醫院拍攝禮貌宣導、安靈療護微電影、用藥安全及雲端藥物管理、醫學院PBL 教學等皆有SP的參與和投入。

SP從教學中看見學員的成長，肯定自我價值是SP持續留在醫院學習與奉獻的主因。在回饋式OSCE教學，學員表示在臨床執業很難從病人端得到回饋，但在每一站OSCE完成時，SP針對過程中以病人角度具體說明自己的感受，不僅印象深刻更能立即反思醫療行爲中是否缺乏傾聽、同理心和耐心善待每一位臨床眞實的病人。

目前馬偕醫院標準化病人（SP）共有142人取得臺灣醫學教育學會SP證書，女性101位；男性38位。每年除舉辦在職進階訓練及聚會活動和院際進修課程外，部分已屆齡SP仍然是我們珍貴的人才，除了正式的國家考試無法參與，在平時的教學及教導新進SP都有實質功能和傳承。醫學教育不斷有新的評量工具，但關懷、同理心、傾聽，以病人爲中心的態度是不變的核心價值。透過OSCE評量及SP的參與，有助於醫療人員於臨床溝通技巧的精進，因而減少醫療糾紛，並提升了臺灣的醫療品質。

9-4　標準化病人演出心得分享

一、擔任 SP 以來最有趣的一場演出：SP 徐耀生、薛臨惠

地點：馬偕醫院臨床技能中心第二站

廣播：請讀考題

廣播：請進入診間

一位體格健壯理了「海嘎啦頭」且混身散發出大哥氣息的PGY醫師走入病房……

病人：醫生我已經住院好幾天了，怎麼還是斷斷續續的發燒呢？

病人太太：對呀！醫生，我先生發燒到底是什麼原因？怎麼住院都已經1個禮拜了，還查不出原因？

PGY醫師看了一下最新的血液檢驗報告，發現病人疑似感染愛滋病，因此想進一步了解感染途徑，但爲了顧及病人隱私又爲了避免配偶在場的情緒失控。便說：太太方便請妳出去一下嗎？，我想幫妳先生做一些身體檢查，順便詢問一下病情。

這時，病人配偶臉上露出不悅的表情：檢查身體時，我不方便在嗎？你詢問病情時，我不能在一旁聽嗎？

病人這時開口對太太說：妳還是到樓下去幫我買些麵包吧！

病人太太這時很不情願的離開病房。還丟了一句話：好，我去去就回來。

PGY醫師：先生你的檢查報告出來了，其中有一項結果顯示，有不尋常的病毒感染，其中包括了愛滋病毒在內，你有可能感染了愛滋病，請問你是否最近有輸血或是有什麼不安全的性行為呢？

病人：沒有輸血呀，倒是有幾次在大陸出差喝多了，叫了小姐後，沒有戴套的性行為，真的就那麼倒楣啊！不會吧！

PGY醫師：目前血液檢驗報告確實有此可能，但我們還是會做些其他檢查來進一步確認，如果真的有感染愛滋病的話，現在也有藥物可以控制了。

病人：醫生呀！拜託一下，待會我太太如果進來，答應我請千萬不要告訴她，我可能有得到愛滋病的訊息，不然我會完蛋。因為，我太太的脾氣不太好，又比較多疑。拜託拜託囉。

PGY醫師點頭答應。

叩，叩，叩

病人太太推門進入房間。

接著問：醫生，我先生的病有檢查出是什麼問題嗎？

PGY醫師：檢查結果顯示妳先生是肺囊蟲胞子！

病人配偶：啊！什麼是肺囊蟲胞子？我聽不懂？

PGY醫師又開始解釋，什麼是肺囊蟲胞子……

病人配偶：醫生，我就是聽不懂你在說什麼啊？

PGY醫師：你先生是肺囊蟲肺炎，所以造成免疫系統下降。

病人配偶：免疫系統下降，又會怎樣呢？

PGY醫師：免疫系統下降，就比較沒有抵抗力啊！……

病人配偶：所以，沒有抵抗力就比較會生病是嗎？那我先生到底是生什麼病呢？

PGY醫師：太太，妳先不要激動。

病人配偶：我怎麼能不激動。因為，我很急著想知道，我先生到底是得了什麼病？左問右問，醫生你就是不肯說。然後跟我繞圈圈，又講了一堆很專業的話，我哪聽得懂……

此時廣播：考試結束。請回饋！

考官回饋後，PGY醫師瀟洒回眸一笑後開門前往下一站。此時我跟扮演配偶的臨惠笑歪了腰，心想怎麼會有這麼講「義氣」的醫師，也不禁替他擔心沒有完成完整的病情告知，成績不知如何？

以上係某日個人接獲馬偕醫院臨床技能中心HIV的教案的演出，其主要的內容是男性病人，因為身體不舒服住院檢查，而檢查結果發現疑似愛滋感染者，但是因為病人的配偶在病房內，為了顧及病人的隱私及避免家屬的糾紛，PGY醫師得先找機會把家屬支開，以便能與病人深入了解其可能感染愛滋病的原因，並且妥適告知其配偶，該如何面對及處理與愛滋病患者衛生教育，其中就有這麼一位「講義氣」的PGY醫師演出「因為答應了病人，要替病人保守祕密。絕對不能把得愛滋病的訊息透露讓病人家屬知道」。

俗話說：「一樣米養百種人」，醫學生來自不同家庭背景，雖然經過醫學教育的訓練培育，但是個人的人格特質依然會在不知不覺中自然流露出來。這也就是為什麼在醫師培育的過程中，需要標準化病人的原因！目的就是希望藉由與標準化病人不斷的演出演練中改變個人的特異個性，以及把和病人的溝通技巧融入診間看病中。讓各位PGY醫師除了擁有優秀的醫術之外，也能對病人有同理心。這樣才能具備符合醫師的普世價值，並減少醫病糾紛及提高醫療服務品質為目的。

二、另個人生舞臺：SP 楊宛毓，筆名：紫筠

兩年前看到醫院公告上徵求有意願擔任標準化病人的訓練課程訊息，一方面覺得好奇，一方面想兼差，就去報名參加了。感覺這樣的加入沒有什麼令人感到戲劇化的驚奇，但是加入後卻覺得是人生奇妙的開始。

在課堂上，被工作人員耳提面命，記得啊！SP最重要的是：要

守時、要馬上回信、不可透露考試內容。對於我這個被說是最容易遲到的牡羊座，每次被通知到要當標準化病人，不管是正在吃飯還是廁所上大號，總是立馬地回信，之後再三地確認技能中心工作人員的回信。快到考試的期間必須熟記劇本，考試當天，得盯緊著時間趕到那恩典樓3樓，怕誤了大事啊！

每次參與演出都很緊張，每一次的演出中場休息，不管是不是眞的有尿意，一定都要去上個廁所（如果要開始考試還找不到我，就是在廁所啦！）。因爲緊張，在演練時，大家認眞的核對練習之餘，參雜著談笑紓解壓力，但是在演出的瞬間，考試的現場幻化爲劇中人，這就是我們當SP厲害的地方。

我曾在當護理實習學生時，爲OSCE考試跌倒過，對備物或描述技術的過程很有障礙，在考試的當下，就是腦中一片空白……。雖然我現在從事的工作不需要用到護理技術，但是我因那次的考試，知道身爲一個考生的感受、也知道我自己在實際執行技術時可能會出現的問題，還有了解到這樣的考試對考生後來的人生影響有多重要。

曾是護生的我，心理因OSCE受創過。當時不明白，但現在，身爲一位專業的SP，我知道，OSCE是一個過程，它不是用來挫折考生的，是用來幫助考生，更清楚自己再進入職場前，還需要補足的知識或技能。

演出印象最深刻的經驗，是擔任病人家屬，考生很有趣，對我們SP的回應是：實在是太像眞的了……（看到他很仔細的審視，我和另一位男性SP病人到底是不是夫妻，他到走出考試間還在碎念太像了……），讓我心裡很是得意。但有次擔任SP病人，眼睛一睜開看到學妹，她似乎被嚇到說不出話（學妹剛從我單位實習結束），雖然我還是沒有受影響把戲給演完，但心裡對學妹有一點點愧疚，心想是否嚇到她了喔。

在馬偕擔任SP，眞的是很讓人開心的學習，除了滿足個人的演出慾之外，OSCE工作人員見面就是熱情的招待報到，訓練師和SP的夥伴好相處，加上有我最愛的咖啡，這樣眞的好像就是來到一個家，每回到技能中心演出，我們之間總有著短暫而令人愉快的相聚。

雖然擔任過SP的場次不多，被通知到要擔任演出時，總是非常的開心，就像小演員試鏡通過被通知錄取一樣，尤其美麗的明淑姐說最近有考試時，心裡就會冒出：選我！選我！拜託！！

現實的人生，我們因爲許多人事牽絆，有著些許的無奈。但因爲參與了SP的工作，與不同領域的SP夥伴相處互動，讓我在其中能對事物有更多不同的見解，我相信這也是上帝的安排，讓我能從事這個有趣又有意義的工作，這也是我另個人生舞臺啊！

三、病人可以標準化……：SP 高宗瑋（高葳）

參加標準化病人的演出算是奇蹟，我這個人太平凡了沒什麼了不起的願望，直到接觸這個工作才發覺原來我還蠻有天分的！

第一次就演癌症病人，可能長得瘦瘦乾乾，一付吃不飽睡不好的樣子，還好不是演吸毒患者，不然就更像了；因爲大家都是第一次沒有劇本也沒有套好演出，我眞的沒有認眞的看待這事情，以爲就這樣玩一玩，直到後來訓練中心成立了，還請了臺大表演藝術老師教我們如何表演，這才讓我驚覺自己需要更加投入。

最初時我還算年輕，接觸的角色大部分是媽媽帶寶寶看醫師或是子宮外孕啦、初產婦等等，還有給錯藥的躁鬱病患發飆戲、機車的抽血患者；隨著年齡漸長，現在則是更年期症狀的患者、貧血、骨鬆、疑似中風……，這種種人生也許不會都觸及的病症我都扮演過！

在這過程中比較有趣的事是躺著演，有時候躺著躺著差點睡著了，等下戲了才懵懵的醒了；既然是演出，一定有個人物背景，年齡不是問題，因爲大家都保養得很好，只不過還是要適可而止，記得有一次臨時要找個二十五歲左右下腹劇痛的病人，因爲太突然，所以我就臨危受命上場演出，以爲自己還算年輕……結果考生進來第一件事，問候語「阿姨」突然讓我覺得頭頂三條，原來自我感覺良好……，原以爲還青春呢！眞是難爲了那位考生了。

每次角色扮演前都先背劇本、姓名、年齡、生活背景等等，等於重新設定一個眞實的人；標準化病人是國外引進運用在醫學生考試的，剛剛引進時人數不多，所以我一個人可以同時扮演兩三個角色，因爲考生都是實習醫師或專業護理師、藥劑師、檢驗師，相對的演練也輕鬆愉快，直到後來考試院成立了專責單位，要求醫學院的醫學生必須通過這項考試拿到國家證照後才能執業，這個時候才是眞正的壓力，便需用嚴謹態度面對。

通常在接到通知可以擔任這個標準化病人角色之前，都已經演練過 10 幾次，可以說是駕輕就熟了，可是一到演出時還是很緊張，每一次考生進來診間都會問病人的基本資料，而有一次我突然忘記自己扮演角色的姓名……緊張得頭皮發麻，臨機應變下抬起手上的病人辨識手圈要考生自己看。雖然那次事件沒有造成考試的影響，卻讓自己耿耿於懷、時時提醒自己；當然考生也是非常緊張，經常是上一考站的考題沒有完全發揮，在這站就拚命的問一些不相關的病史詢問，這時候我也很擔心考生無法完成考試。雖說如此，我還是努力忍住不能提示任何內容以求公平性，有時候也會遇到比較容易緊張的考生忘了問問題，只好發呆或是對我擠眉弄眼想辦法看看可不可以從我的表情和動作中找尋答案，而我呢……謹守SP原則。

標準化病人的工作在感覺上是小小配角，總覺得可有可無，有時候還會懷疑自己是否有眞正幫助到醫學教學的練習，經過近十年演進協助醫學院四、五年級生的練習及後來的實習生，這一路上看到學生們的成長，內心裡還是有小小的驕傲，過去雖然覺得能考上醫學系很了不起，原來會讀書外，醫學生還有更多不爲人知的辛苦過程，而我很榮幸能夠參與其中。

四、神奇的表演藝術：SP 吳志瑾

在一個偶然的機會裡，我的女兒連靖婷（馬偕醫院資深員工、護理師及十九病房的護理長，熱心服務、專注認眞的好姊妹）幫我倆報名標準化病人的訓練工作坊，訓練如何做標準化病人及依據劇本原汁原味的表演。全神貫注、專心一致、全力以赴的演出，如今已 3 年有餘了。經過訓練師明淑、小美老師、李大哥、岳大哥、雅慧、淑眞……等老師的指導下，也相繼演出好多場次、還有參與國立大學的表演，眞的非常生動有趣，淋漓盡致。不僅學習到各種醫學新知，更懂得如何照顧自己健康快樂的好身體。

最值得一提的是「癌末病患對於生命的最終決定」，這是非常重要的課題，當病患病情嚴重到無法再治療時，是否選擇急救或簽署安寧醫療照護？這場是最難演的內心戲，進考場前調整情緒到最佳狀況，全力演出。經常會不由自主的，熱淚盈眶的流出動人的眼淚。同理心、感同身受的表演，放棄急救而選擇簽署安寧照護意願書，讓人生的最後一哩路，一定要很有尊嚴地走完。感謝訓練師們賣力的指導與教導，珍惜每一次精彩的演出。謝謝感恩！

五、不一樣的臨床工作卻一樣精彩的職場經驗：SP范雅芬

5~6 年前在醫院的電子公文內，偶然看到在臨床技能中心在招募標準化病人，在那之前沒有聽過這個名詞，從事護理工作20年，從沒聽過當病人還有標準，也不知病人要如何標準化，而且上面還寫著可以協助醫學教育推展，覺得很好奇，所以報名參加。參加之後才知道是訓練人去模擬生病時的疾病症狀及內心感受，將臨床實際診療過程編寫成一個一個考題，以評估及增加醫學生、住院醫師及其他臨床醫事人員身體檢查和病史及溝通技能、鑑別診斷疾病，以及擬定治療計畫的能力。我個人也從當標準化病人這個角色看到不同年級醫事人員的能力，從第一次OSCE時緊張害怕的幼嫩生澀反應，到透過一次又一次不同OSCE的經驗值累積，最後在國考時從容不迫、應對如流的臨床表現，雖不可能達到完全滿分，但至少讓醫事人員的臨床技能部分維持在一定水準之上，對未來臨床執業及病人安全部分皆有一定的幫助及保障。

印象最深刻的是，看到一對扮演愛滋病夫妻的標準化病人學員，把老公在外偷吃得到愛滋的無辜和無奈心情，及老婆聽到後的驚嚇、

憤怒和恐懼情緒，表現得淋漓盡致，當下的氛圍讓考試中的醫師學員不禁掩面哭泣，爲病情告知時因顧及倫理議題而未注意病人隱私而懊悔不已，這樣貼近臨床狀況的考試教學設計，相信會豐富所有醫事學員們在未來面對病人各種狀況時的處理經驗值。

另一次難忘的經驗是，去某醫院當社工師評量的標準化病人。劇本是夫妻出遊時發生車禍送到醫院，先生死亡，妻子輕傷。妻子在接受社工師安撫時，訴說被婆婆怪罪害死先生，及本身還無法接受先生死亡時的心情。那一場從早上 8 點多演到下午 5 點，每 20 分鐘要從抑鬱的心情到悲傷哭泣到接受安撫到撫平傷痛。從早到晚演了 10 多場，剛開始還能痛哭流涕，到中午過後完全沒有眼淚，爲了公平對待每個考生，讓考題有一致性，於是我每演出2場就去洗手間，用水倒嗆鼻子，讓眼淚鼻涕能順利流出，這是我覺得最困難的一次演出。所以，透過當標準化病人的角色演出過程，也讓我學習從病人的角度去看醫護照護需求，然後把考試過程中良好感覺記錄起來，成爲自己工作時的仿效模式，也從演出中成就自己、找到自我實現的快樂，也結交到不同領域的朋友，像是開另一扇窗，擴展了自己的生活視野，這是我覺得當標準化病人獲得的最大自我學習成長的價值。而且這些演出經驗讓我於回到臨床工作時，會更貼進病患的心情，也更注意講話速度、避免甩筆等小細節，身爲標準化病人可以讓所有醫事人員增加自己在臨床工作時，專業及非專業的所有技能，是一個很棒的工作。

每個人都是當標準化病人之後才開始學習如何當一個稱職的標準化病人，這需要經驗值的累積，才能在考場神色自若的應付所有臨床問題，並維持考題的一致性，公平的對待每位考生，成爲一個專業稱職的標準化病人。當我進修提升爲標準化病人訓練師後，除了從角色演出增加經驗值，與標準化病人教學相長的訓練過程得到經驗值，這些經驗值經由訓練師不吝分享給所有標準化病人學員，希望成爲標準化病人推手，讓大家可以恣意學習，減少犯錯機會，在每一次的演出都完美表現，從這個角色中創造醫學教育及自我價值，成就人生。

參考資料：

1. 蔡淳娟，OSCE實務：建立高品質臨床技術測驗的指引，臺北市立萬芳醫院——委託財團法人私立臺北醫學大學辦理，2007。

標準化病人訓練及回饋工作坊進行

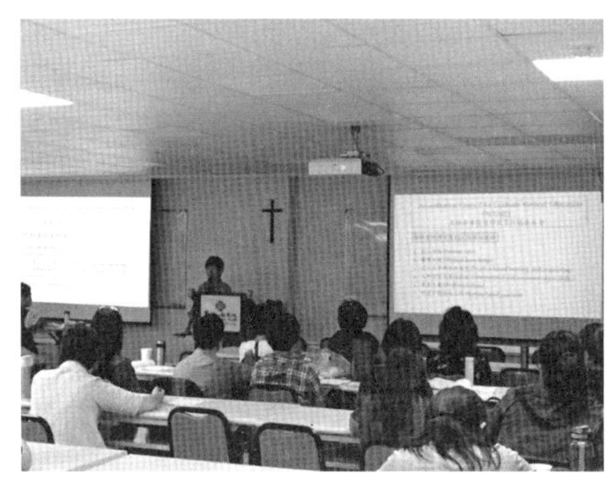

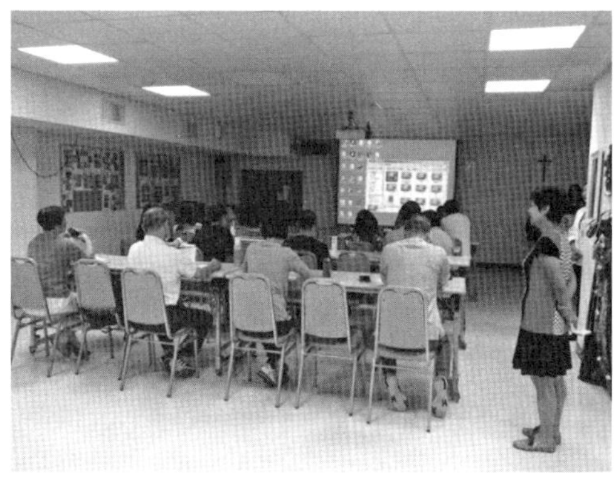

回饋練習與討論

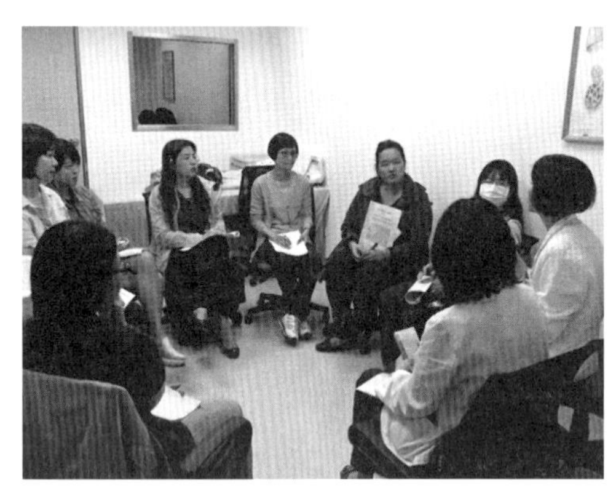

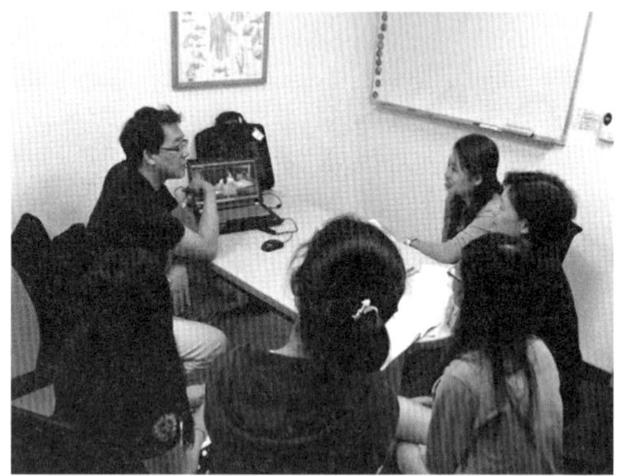

各組教案考官與SP演練

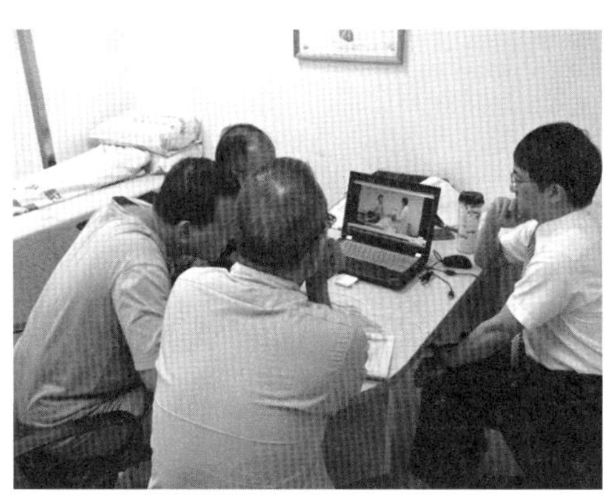

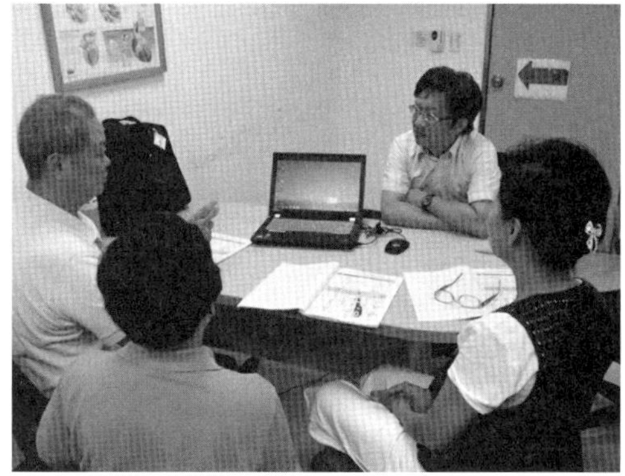

國家圖書館出版品預行編目資料

一般醫學模擬訓練之評量與回饋 / 葉宏一、吳懿哲、林慶忠主編

-- 初版. -- 臺北市 : 五南, 2018.09

面 ; 公分

ISBN 978-957-11-9876-7(平裝)

1.醫學教育

410.3 107013285

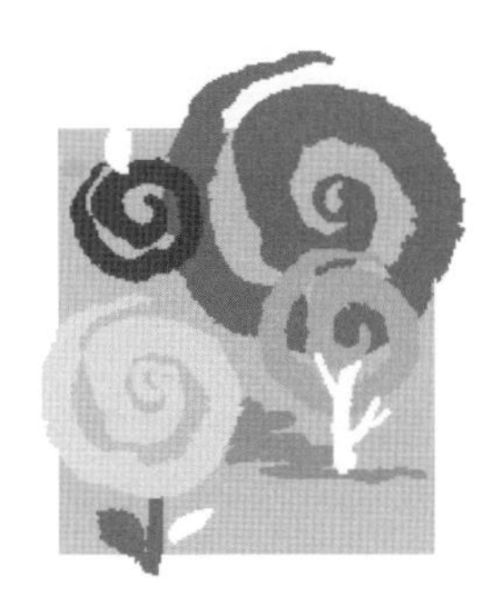

4J37

一般醫學模擬訓練之評量與回饋

出 版 者 — 台灣基督長老教會馬偕醫療財團法人馬偕紀念醫院

總 校 閱 — 施壽全

主 編 — 葉宏一、吳懿哲、林慶忠

作 者 — 王明淑、林君璐、林承叡、林慶忠、郭秋萍、陳培豪、黃增裕

執行編輯 — 金明芬、徐慧如

校 對 — 陳佳芳

封面設計 — 斐類設計工作室

發 行 者 — 台灣基督長老教會馬偕醫療財團法人馬偕紀念醫院

總 經 銷 — 五南圖書出版股份有限公司

地 址：106台北市大安區和平東路二段339號4樓

電 話：(02)2705-5066

傳 真：(02)2706-6100

網 址：http://www.wunan.com.tw

電子郵件：wunan@wunan.com.tw

劃撥帳號：01068953

戶 名：五南圖書出版股份有限公司

法律顧問 林勝安律師事務所 林勝安律師

出版日期 2018年9月初版一刷

定 價 新臺幣800元